Lâche ton trapèze
et attrape le suivant !

Groupe Eyrolles
61, bd Saint-Germain
75240 Paris Cedex 05

www.editions-eyrolles.com

La collection « Métamorphose » est dirigée par Anne Ghesquière, fondatrice du magazine FemininBio.com, pour mieux vivre sa vie !

Dans la même collection :
Coffret *Métamorphose*, Anne Ghesquière, illustrations de Marie Ollier

Création de maquette et composition : Hung Ho Thanh

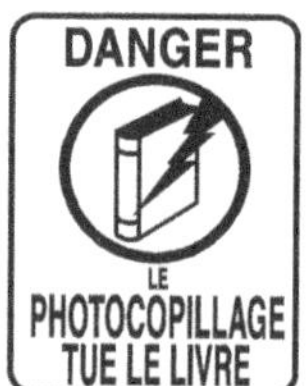

ISBN : 978-2-212-55983-5

Olivier Clerc

Lâche ton trapèze et attrape le suivant !

Bien réussir les transitions de la vie

EYROLLES

Table des matières

Remerciements

À tous mes relecteurs et relectrices attentifs, dont les observations et judicieux conseils ont beaucoup enrichi la version finale de cet ouvrage : Catherine, Delia, Denise, Fabienne, Gérard, Jean-Yves, Laure, Marie-José, Richard et Véronique.

À toute l'équipe des Éditions Eyrolles, pour leur enthousiasme et leur professionnalisme à tous les niveaux.

Avertissement

Les métaphores présentées dans ces pages sont des graines de sens à semer dans votre jardin intérieur, à arroser et à cultiver patiemment pour en récolter ensuite vos propres fruits. Ce n'est pas du prêt-à-penser, ni des recettes minute à reproduire à la lettre et à avaler sans discernement. Faites-vous les dents dessus, digérez-les et adaptez-les à votre vie, vos goûts et votre sensibilité !

Du même auteur

- *J'arrête de (me) juger : 21 jours pour changer*, Eyrolles, 2014.
- *Le Jeu des Accords toltèques : la voie du chevalier pour des relations impeccables*, avec Marc Kucharz et Brandt Morgan, Trédaniel, 2012.
- *Mettre de l'ordre en soi : séparer le réel du virtuel avec le Tamis à 4 étages*, Trédaniel, 2012.
- *Le Don du pardon : un cadeau toltèque de Don Miguel Ruiz*, Trédaniel, 2010.
- *Même lorsqu'elle recule, la rivière avance : neuf histoires à vivre debout*, JC Lattès, 2010.
- *La grenouille qui ne savait pas qu'elle était cuite... et autres leçons de vie*, JC Lattès, 2005.
- *Le Tigre et l'Araignée : les deux visages de la violence*, Jouvence, 2004.
- *Médecine, religion et peur : l'influence cachée des croyances*, Jouvence, 1999.
- *« Appelez-moi Maître ! »*, Partage, 1987.
- *L'océan intérieur : guide du caisson d'isolation sensorielle*, Soleil, 1985.
- *Vivre ses rêves : comment programmer ses rêves et induire des rêves lucides*, Hélios, 1984.

Introduction

« Le moyen de connaître les formes mortes est la loi mathématique. Le moyen de comprendre les formes vivantes est l'analogie. »

Oswald Spengler

Tout change… *et vous ?*

La vie est changement. Héraclite soulignait qu'on ne se baigne jamais deux fois dans le même fleuve. Et l'impermanence est l'un des concepts clés du bouddhisme. Tout change, tout le temps, en nous et autour de nous.

Parfois, ce sont les conditions extérieures qui changent : passer de chez soi au bureau ; passer d'un parent chez l'autre en garde alternée ; perdre ou retrouver un emploi ; ou encore partir à la retraite ou en vacances… À d'autres moments, c'est nous qui changeons : nous passons de l'enfance à l'adolescence ou de l'adolescence à l'âge adulte ; nous franchissons le cap des 40 ans ; ou alors nous vivons une expérience extraordinaire (NDE[1], crise mystique…) qui change à jamais notre regard sur la vie, etc.

Il existe des transitions cycliques, comme l'alternance des jours et des nuits, le cycle des saisons, ou encore la succession régulière des temps de travail et de repos. Existent également des changements uniques, définitifs : entrer dans la ménopause ou vivre un deuil, par exemple.

1 NDE : *Near Death Experience* (expérience de mort imminente), voir p. 128.

Il y a les changements qu'on souhaite – mais qu'on ne parvient pas toujours à mettre en œuvre – et ceux que la vie nous impose sans nous demander notre avis. Il y a ceux auxquels on s'attend, car ils sont dans l'ordre des choses (comme l'adolescence ou la vieillesse), et ceux qui nous prennent par surprise (les accidents).

Toutes distinctions confondues, comment vivez-vous ces transitions et ces changements ?

Quel est votre rapport au changement en général ?

Quand c'est vous qui souhaitez modifier quelque chose dans votre vie, y parvenez-vous facilement ? Avez-vous différentes stratégies de changement à disposition que vous savez mettre alternativement en œuvre, selon les cas ?

Comment gérez-vous toutes les transitions, petites et grandes, qui ponctuent une existence humaine ?

Et quand c'est la vie, le destin, qui vous impose soudain un changement inattendu, contrariant, voire totalement bouleversant, que ressentez-vous ? Comment vous en sortez-vous ?

Curieusement, alors que transitions et changements sont si fréquents dans nos vies, la plupart d'entre nous sommes relativement mal ou pas du tout outillés pour les affronter. On se borne généralement à imiter les exemples plus ou moins heureux qu'on a eus. Ou alors, on improvise avec plus ou moins de bonheur.

Peut-être même faites-vous partie des nombreuses personnes qui ont carrément *peur* du changement, qui détestent toute forme de transition ? Ce serait compréhensible, vu le peu d'instruction et d'outils que nous recevons dans ce domaine.

Comment pouvons-nous commencer à combler nos carences éducatives dans l'art de changer et de réussir les transitions de la vie ?

Réapprendre *à lire*

La voie d'apprentissage que j'ai toujours privilégiée consiste à m'instruire auprès de la vie elle-même. Après tout, n'a-t-elle pas quelques milliards d'années d'expertise derrière elle, dans l'art de se perpétuer sous une infinité de formes, toujours plus évoluées, en dépit des transformations considérables de l'environnement qu'elle a dû affronter ? Qui d'autre peut se targuer d'une expérience pareille ?

L'observation de phénomènes naturels – pour peu qu'on développe la capacité à en discerner les principes à l'œuvre – est une source inépuisable de connaissances que nous pouvons ensuite adapter à nos propres conditions d'existence. Et ce n'est pas tout. L'homme lui-même – que je ne sépare pas de la nature dont il est une émanation, un prolongement – est à l'origine d'outils, d'inventions et d'innovations technologiques. Eux aussi sont riches d'enseignements, si l'on prend le temps d'en extraire le sens et le principe de fonctionnement, avant de voir comment ils pourraient s'appliquer et s'adapter à notre vie à nous.

Mais pour cela, peut-être nous faut-il réapprendre à lire ?

La lecture qu'il s'agit de maîtriser ici, c'est la lecture analogique. Savoir discerner, dans les phénomènes qui nous entourent, des mécanismes ou des lois qui – par analogie – peuvent se transposer avec bonheur dans notre propre existence. Cela s'apprend. Dans mon cas, c'est l'ouvrage *Les Homologies* du Dr Lefébure (voir la bibliographie p. 143), qui m'a donné à 20 ans les premiers rudiments d'alphabétisation dans cette nouvelle langue qui permet de déchiffrer la nature et de s'enrichir des connaissances qu'elle recèle. J'y ai tout de suite pris goût, et j'ai passé ensuite des années à affiner ce mode de lecture que je vous encourage vivement à développer à votre tour. Où que vous soyez, le grand livre de la nature aura toujours quelque chose de nouveau et de vivant à vous apprendre.

S'instruire avec humilité *auprès de la vie*

En 1997, l'Américaine Janine Benyus faisait connaître au monde la notion de biomimétisme, ce qui veut dire littéralement « imitation de la vie ». Son idée était aussi que, depuis les milliards d'années que la Terre existe, la vie a déjà affronté et résolu la plupart des défis auxquels est confrontée la technologie moderne. Au lieu d'inventer, il s'agirait plutôt selon elle d'observer le vivant, puis d'imiter ses réussites, en les adaptant à nos exigences techniques. Par exemple : l'observation au microscope de la peau des requins – dont la vitesse de déplacement sous l'eau paraissait surprenante au regard de leur masse – a mis en évidence des stries dans leur peau favorisant leur vélocité aquatique. Partant de cette observation, il a été possible de les reproduire en laboratoire afin d'élaborer un matériau de synthèse pour recouvrir le fuselage des avions, lequel a permis à ces derniers de réaliser des économies substantielles de carburant.

Au fond, c'est la même démarche qui m'inspire depuis toujours avec les métaphores[2], sauf qu'il ne s'agit pas ici d'améliorer la technologie mais notre vie quotidienne. À ce titre, même les produits de la technologie de pointe deviennent par analogie porteurs de leçons à adapter à notre fonctionnement intérieur.

La clé de ces deux formes de biomimétisme, technologique ou métaphorique, c'est une certaine forme d'humilité. Dans l'orgueilleuse vision de l'être humain qui a prédominé durant des siècles, nous étions prétendument les seuls êtres véritablement intelligents sur Terre. Par contraste, la lecture analogique de tous les phénomènes qui nous entourent met en évidence l'intelligence prodigieuse, incommensurable, dont toute la nature fait preuve dans les règnes minéral, végétal et animal, mais aussi – pour qui se penche sur l'étude du cosmos et des origines de l'univers – à

2 Cf. *La grenouille qui ne savait pas qu'elle était cuite*, JC Lattès, 2005, et *Même lorsqu'elle recule, la rivière avance*, JC Lattès, 2010, d'Olivier Clerc.

l'échelle des étoiles et des galaxies. Nul besoin d'aller chercher si loin, d'ailleurs : prenez simplement votre corps. Lequel de nos plus grands génies aurait pu concevoir quelque chose d'une telle complexité, d'une telle perfection, d'une telle beauté ?

Imaginez un arbre, avec son tronc unique. En dessus, des milliers de branches qui se déploient dans le ciel et captent la lumière du soleil. En dessous, des milliers de racines qui plongent dans la terre et en extraient les nutriments vitaux. Notre intellect humain ressemble à ce tronc, à ce moi pensant, bien modeste en regard de ces deux intelligences infinies évoquées ci-dessus : à l'extérieur (ou au-dessus), celle de la nature qui nous entoure, de toute la vie terrestre et du cosmos ; à l'intérieur (ou en dessous), celle de notre propre nature, de cet organisme prodigieux que nous utilisons au quotidien. Comme la sève brute et la sève élaborée qui montent et descendent dans le tronc, notre propre intelligence se nourrit à notre insu de ces deux courants de sagesse qui la traversent et la vivifient. Il ne tient qu'à nous de les rendre conscients et de les amplifier.

Nous avons longtemps cru la nature muette, alors que c'est nous qui étions sourds. Nous avons hâtivement supposé être les seuls êtres doués de langage, parce que nous ignorions le sien, celui de tout le vivant. Aujourd'hui, nous commençons à comprendre que son langage à elle est analogique, métaphorique, symbolique[3]. Pour peu que nous l'apprenions et nous l'appropriions, la nature tout entière – et jusqu'au cosmos lui-même – apparaîtra progressivement à nos yeux comme un vaste livre dont ni une, ni même mille vies ne suffiraient à épuiser la richesse et les trésors à découvrir.

Et si nous entrouvrions ce grand et beau livre, alors ?

Et si nous tentions justement de déchiffrer ensemble ce que certains phénomènes naturels et certaines de nos propres inventions ont à nous enseigner sur l'art de bien réussir les transitions et les changements de la vie ?

Bienvenue dans la véritable école buissonnière !

3 Pour approfondir la découverte de ce langage, je recommande le *Dictionnaire du livre de la nature : analogies, images, symboles*, d'O.M. Aïvanhov, Prosveta, 2012.

Chapitre 1

Le sas : l'entre-deux par excellence

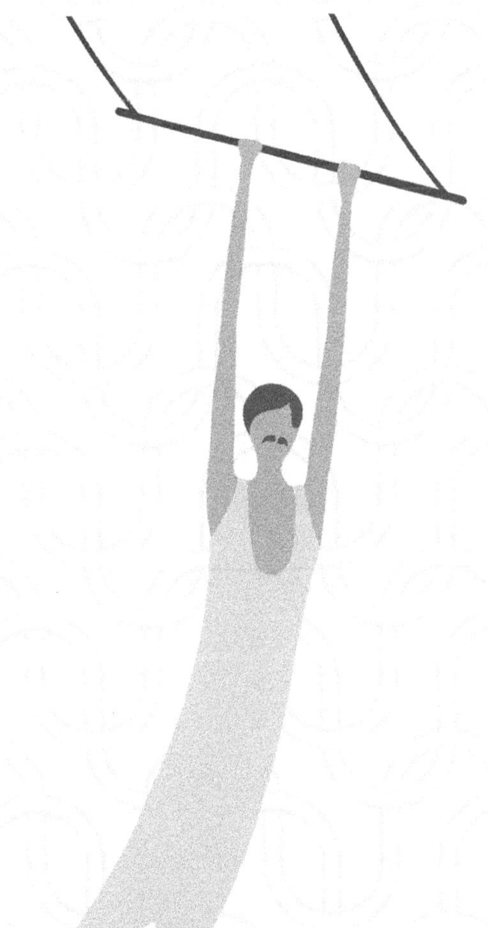

C'est une invention humaine qui nous servira ici de première métaphore du changement, dont on trouve divers équivalents dans la nature. J'aurais d'ailleurs pu choisir le cocon dans lequel se développe le futur papillon, qui en est sans doute l'analogue le plus évident dans la nature, mais - même si nous sommes loin d'en avoir épuisé la richesse - elle a déjà beaucoup servi. En outre, le sas est un système mécanique et non organique, et à ce titre il présente l'avantage d'être plus simple et plus archétypal, donc plus facile à adapter à un large éventail de situations différentes.

Comme les trois lettres qui composent son nom, le sas illustre à merveille les trois phases fondamentales de tout changement :

1 — l'état initial ;
2 — le passage et la transformation ;
3 — l'état final.

Réussir une transition, c'est avant tout savoir gérer le passage, l'étape 2, pour accéder dans les meilleures conditions à la nouvelle situation à laquelle on aspire.

Imaginez donc que vous soyez à bord d'un sous-marin, à quelques dizaines de mètres de profondeur. Vous devez sortir pour aller photographier la faune et la flore aquatiques. Pour passer de l'intérieur du sous-marin, rempli d'air, au milieu extérieur rempli d'eau, vous allez devoir passer par une pièce intermédiaire un peu particulière : un sas.

Quand vous y pénétrez par la porte intérieure, cette petite pièce étanche est pleine d'air. Vous y enfilez une tenue de plongée, puis vous laissez le sas se vider de son air pour se remplir progressivement d'eau. Lorsque la pièce est totalement immergée, vous pouvez alors ouvrir la porte extérieure et pénétrer dans les eaux océaniques.

À votre retour, vous suivez le processus inverse. Vous entrez dans un sas déjà rempli d'eau de mer. Vous laissez ensuite l'eau en être progressivement pompée et remplacée par de l'air. Enfin vous pouvez enlever votre masque de plongée, respirer librement sans bonbonne, ouvrir la porte intérieure et revenir dans le sous-marin.

À l'aller comme au retour, il est impossible de sortir ou d'entrer dans un submersible sans passer par cet espace de transition qui permet le passage en douceur entre deux milieux incompatibles.

L'entre-deux

Le sas représente l'entre-deux par définition. C'est le passage obligé entre deux mondes. C'est le moment d'isolement où l'on n'est ni dans l'océan, ni vraiment dans le sous-marin non plus. Quelque part entre les deux. C'est l'espace où les deux à la fois se mêlent et se séparent. C'est ce qui en fait le symbole idéal de toute transition.

Dans le cas d'un submersible, la nécessité d'un sas relève de l'évidence. Imaginez un instant ce qui se passerait si vous ouvriez la porte d'un sous-marin sous l'eau, sans cette pièce intermédiaire…! Les deux milieux en présence – l'air et l'eau – sont tellement différents, tellement incompatibles, qu'il est obligatoire de mettre en place un dispositif permettant d'une part la transition lente de l'un à l'autre, d'autre part la transformation nécessaire au passage d'un milieu au suivant : enfiler ou enlever la combinaison de plongée, laisser un milieu remplacer progressivement l'autre.

Dans votre vie quotidienne aussi, vous passez régulièrement de tel milieu, telle situation, tel état à tels autres, dont les caractéristiques respectives peuvent être très différentes les unes des autres. De quels sas disposez-vous dans ces cas-là ? Et à quels désagréments ou risques éventuels vous exposez-vous, si vous passez directement de l'un à l'autre, sans aucun sas, sans nulle forme de transition, ni aucun espace de transformation ou d'adaptation intérieure ?

Si vous approfondissez ces questions, vous allez rapidement vous rendre compte de la quantité de nos problèmes qui sont dus à des transitions mal négociées, faute d'un sas adéquat. Voyons-en quelques exemples et tâchons surtout d'imaginer quels pourraient être les sas à mettre en place pour que les prochaines transitions s'effectuent dans les meilleures conditions.

Quel sas après le *travail* ?

Après huit heures passées au travail, avec les préoccupations, les problèmes relationnels, la pression, le rythme d'activité et autres spécificités qui caractérisent ce milieu, je rentre chez moi retrouver mon conjoint et mes enfants. Faute d'une cabine téléphonique où troquer mon habit de Superman du travail contre ma tenue relax d'époux et de papa, j'arrive à la maison en décalage complet avec l'ambiance qui y règne. J'ai beau être là physiquement, j'ai la tête ailleurs. Je ne suis pas présent pour les membres de la famille. Je repense à tel dossier, je me rappelle un mail auquel je dois répondre, je m'isole dans un coin pour l'envoyer depuis mon portable. Mon comportement suscite stress, tensions et frustrations chez mes proches. Je suis moi-même irritable. En toute vraisemblance, la soirée ne s'écoulera pas sans incident relationnel ou débordement émotionnel de l'un ou l'autre d'entre nous.

Faute d'avoir disposé d'un sas étanche – c'est-à-dire d'un lieu et d'un temps – où me défaire des vibrations de mon milieu professionnel et où me préparer à me glisser en douceur dans mon univers familial, l'énergie du travail s'est directement déversée dans mon chez-moi et elle est venue parasiter mes relations avec mes proches.

Divers sas permettent pourtant d'éviter ces transitions loupées. Quels sont les temps ou les lieux « étanches » où nous pouvons opérer cette mutation en douceur entre la fourmi ouvrière et le parent-poule ou le conjoint qui roucoule ? Pour certains, le trajet en voiture ou en transport public peut jouer ce rôle, à condition qu'il soit un vrai espace de détente, permettant de se vider la tête en écoutant de la musique ou en lisant, par exemple. Si le transport est source de stress – embouteillages, métros bondés – il devient lui-même un milieu à part entière et un autre sas plus neutre devra alors lui être substitué.

Le bistrot du coin où certains s'arrêtent pour boire un verre, regarder le sport à la télévision, discuter cinq minutes avec le patron et les habitués, ou encore lire le journal du soir, remplit très souvent la même fonction, de manière relativement inconsciente. Au bistrot, je ne suis plus au bureau, mais pas encore à la maison : je peux évacuer un peu du stress de la journée en discutant avec ceux que je retrouve là, je me change les idées, je me donne le temps de ralentir le rythme, de passer en douceur de l'énergie du travail à celle de la famille.

Une activité sportive entre le bureau et la maison peut également faire office de sas, mais rares sont celles et ceux qui peuvent pratiquer cela tous les jours. Le sport est en effet un excellent moyen d'évacuer ses tensions et de chasser ses soucis professionnels, d'autant qu'il met le corps à contribution et favorise concrètement un changement de niveau d'énergie. Une simple promenade peut d'ailleurs produire un effet avoisinant, si votre lieu de résidence ou de travail le permet.

Selon votre tempérament et vos préférences, vous pouvez imaginer divers autres sas efficaces :

- une balade dans la forêt ou la campagne, ou encore dans un parc pour les nombreux citadins que nous sommes : la nature a un formidable pouvoir de « mise à terre » de nos énergies, elle nous aide à nous recentrer, nous détendre, revenir à nous-même ;
- un temps de méditation, par exemple, pour clore vos heures de travail ;
- un moment de chant dans votre voiture, dans le trafic ou à l'arrêt, avant de rentrer chez vous ;

- quelques pages de lecture, des mots croisés ou autres distractions du même genre ;
- quelques minutes de jeu sur votre tablette ou votre smartphone ;
- boire un thé ou une autre boisson ;
- un moment de détente dans votre salle de bains, grâce à une douche vivifiante ou à un bon bain relaxant ;
- ou simplement une conversation téléphonique avec un(e) ami(e).

Votre sas n'a pas à être le même tous les jours, sauf si vraiment vous avez trouvé exactement ce qui vous convient et que vous n'éprouvez pas le besoin d'en changer. Sinon, le principe consiste juste à vous réserver cet espace étanche, ce moment à vous – qui peut parfois être très court, d'ailleurs – pour quitter les eaux agitées de votre milieu professionnel et rentrer dans votre doux cocon familial (si ce n'est l'inverse, pour certains !). Vous constaterez que la transition se fera de manière beaucoup plus fluide, tant pour vous-même que pour votre entourage. Comme le joueur de foot qui, avant d'entrer sur le stade, passe par le sas du vestiaire pour tomber ses habits de ville et enfiler son short, son maillot et ses chaussures à crampons, vous sentirez que vous avez eu le temps de quitter vos chaussures de ville pour mettre vos chaussons en conscience. Vous aurez ainsi l'occasion de changer d'énergie, de changer de rythme, de changer de pensées, de sentiments, d'état intérieur, pour pénétrer dans l'univers familial, libre de ce qui concerne votre milieu professionnel.

Un sas entre *papa et maman*

Autre transition devenue très courante aujourd'hui : les enfants de parents séparés qui passent d'un foyer parental à un autre, à intervalles réguliers, notamment en garde partagée. C'est une situation que je connais bien, puisqu'elle concerne directement mes trois garçons. Là aussi, l'expérience montre que le passage réussi d'un milieu familial donné – avec sa dynamique propre, ses relations spécifiques (présence ou non d'un beau-parent et d'autres enfants), ses règles éducatives et ses rythmes de vie – à un autre univers parental ayant des caractéristiques différentes, nécessite une forme ou une autre de sas. À défaut, les enfants vivent souvent mal ces transitions répétées, ils se retrouvent trop rapidement plongés dans un milieu différent, ils n'ont pas l'espace nécessaire où vivre les émotions contradictoires qui les traversent (joie de retrouver un parent, tristesse de quitter l'autre). Ils ne savent parfois même pas exactement ce qu'ils ressentent et, du coup, peuvent être grognons, tristes, irritables. La moindre contrariété, le plus petit incident, peut soudain provoquer chez eux de fortes réactions émotionnelles qui ne sont que l'évacuation d'un trop-plein qui n'a pas pu se vivre ou être accompagné de manière adéquate.

Selon les situations, qui diffèrent d'une famille à l'autre, plusieurs types de sas fonctionnent très bien pour améliorer ces transitions. L'un d'entre eux est simplement l'école : quand l'enfant quitte un parent le lundi matin pour se rendre à l'école et qu'il ne retrouve son autre parent qu'à 17 heures après les cours, le milieu scolaire peut faire office d'espace intermédiaire où se préparer (même inconsciemment) à passer de chez papa à chez maman, ou l'inverse. C'est souvent plus facile, pour l'enfant, que d'être ramené directement par un parent au domicile de l'autre. Sauf si vous faites partie de ces couples séparés qui s'entendent assez bien pour passer un beau moment ensemble, avec vos enfants et vos nouveaux compagnes ou compagnons respectifs : dans ce cas, le sas devient alors pour les enfants ce moment où leurs deux parents sont momentanément réunis, où vous échangez les dernières nouvelles, et où la transition peut s'effectuer tout en douceur.

Pour certains enfants, cela peut ne pas suffire. Ils auront alors besoin d'un temps d'acclimatation. Peut-être même d'être seuls un moment dans leur chambre. D'écouter leur musique. Ou de passer voir des copains ou voisins qu'ils ne voient qu'en étant chez ce parent-là. Dans tous les cas, le seul fait de savoir qu'un sas est nécessaire (soit en prévoyant des activités à cet effet, un temps ou un lieu qui en fasse office, soit tout simplement en acceptant que l'enfant ait besoin d'un moyen de transition, quel qu'il soit), permet de ne pas négliger ce sas et d'être attentif aux formes qu'il peut prendre. En outre, cela permet d'en parler ouvertement avec l'enfant et de mettre ainsi des mots sur les sentiments ambivalents qu'il éprouve et sur les turbulences émotionnelles qu'il traverse. L'enfant évite ainsi d'ajouter à son malaise des jugements - ceux de son entourage ou les siens envers lui-même - et peut plus sereinement donner à la vague de ses émotions la plage nécessaire pour qu'elle s'affaisse naturellement. « Besoin reconnu est à moitié satisfait », pourrait-on dire en écho au fameux « faute avouée est à moitié pardonnée » : pour un enfant, savoir que son trouble est normal, savoir qu'il dispose d'un espace pour le vivre, contribue déjà énormément à faciliter sa transition.

À noter : un sas est un espace confiné, limité. Par analogie, cela signifie qu'il est préférable de délimiter également l'espace et le temps accordés à cette transition, plutôt que de les laisser déborder en tous sens. Autrement dit, il est important que vous fixiez un temps pour cette transition : comme un sas, elle a un début et une fin, une porte d'entrée et une porte de sortie. Du coup, ce temps, cet espace - ou l'activité précise qui sert de transition - sont pleinement utilisés à cet effet, sachant qu'ils ne dureront pas toujours. Ne pas savoir délimiter le temps de transition peut avoir des effets aussi improductifs que l'absence totale de sas : vous devez donc naviguer intelligemment entre ces deux extrêmes.

Un sas entre *enfance et âge adulte*

La question de la délimitation du temps de transition nous conduit tout naturellement vers un autre exemple, qui en est souvent le contre-exemple type, d'ailleurs : l'adolescence, devenue chez nous la « crise d'adolescence », une dénomination qui en dit long. S'il existe des adolescences interminables et d'éternels adolescents, la faute en incombe en partie à l'absence de sas délimité et à la gestion assez maladroite de cette période de transition. L'adolescence a pourtant l'avantage d'être connue et reconnue, dans le principe. Contrairement à d'autres transitions qui passent inaperçues ou que l'on minimise et néglige, celle-ci est probablement l'une des plus visibles et des plus largement admises. Elle n'en est pas forcément mieux négociée pour autant.

À mes yeux, deux problèmes principaux la caractérisent. Le premier concerne sa durée. Non seulement sa fin semble reculer de plus en plus chez certains ados (syndrome Tanguy[1]), mais son début a lui aussi maintes fois régressé, au point qu'avec un peu d'humour on pourrait croire qu'elle s'étend *grosso modo* de 10 à 30 ans ! Ce flou n'est avantageux pour personne. Ni pour le jeune lui-même qui ne sait pas trop s'il est encore enfant, préado (à quand des pré-préados ?) ou vraiment ado ; ni pour les parents qui hésitent quant à la manière de se comporter avec lui et aux responsabilités à lui accorder. Il fait juste l'affaire des créateurs de mode qui en profitent pour sexualiser les jeunes de plus en plus tôt, à leurs dépens.

Une société a besoin de repères pour que le vivre ensemble soit possible et que chacun puisse trouver sa place et savoir comment se positionner et interagir avec les autres. Lorsque les repères s'effacent, comme notre société s'acharne à le faire dans tous les domaines (et pas seulement l'adolescence), c'est la confusion qui règne. Dans le spectre continu des couleurs, il a bien fallu trancher pour distinguer le rouge de l'orange, le jaune du vert, et le bleu du violet. De même dans le spectre des âges humains, il est sain de conserver des repères, parce qu'il ne peut y avoir de transition – et *a fortiori* de transition réussie – qu'entre des périodes clairement délimitées, ayant chacune leurs spécificités, leurs attributs, leurs limites, leurs forces et faiblesses. En supprimant les repères, en brouillant tout, on ne gomme pas les différences – comme certains le croient naïvement – on crée juste du chaos, du malaise, et l'on empêche chacun de vivre pleinement chacune de ces périodes, avant de passer à la suivante.

1 Du nom du film éponyme d'Etienne Chatiliez.

Comme je l'ai développé ailleurs[2], tout repère est arbitraire : qui décide où finit le rouge et où commence l'orange ? Et pourquoi là et pas ailleurs ? Mais en même temps, aussi relatifs soient-ils, ces repères sont indispensables. Par conséquent, décider que l'adolescence va de tel âge à tel âge, même si cela peut sembler arbitraire, permettrait à chacun de se situer. Avant cet âge, on n'est pas ado ; après, on ne l'est plus. Et chacun pourrait ainsi adopter les comportements qui correspondent, avec la marge relative qui convient. Repréciser la durée de l'adolescence – au moins dans le cadre familial – serait un moyen de clairement indiquer la porte d'entrée et la porte de sortie de ce sas incontournable.

Le second problème qui caractérise à mes yeux l'adolescence telle qu'elle est souvent vécue aujourd'hui chez nous, et qui contribue d'ailleurs à la faire durer et à la transformer en « crise », c'est le fait que les ados la vivent *seuls*, c'est-à-dire entre eux. Je ne peux d'ailleurs évoquer cette crise ici sans repenser à cet échange que la grande Christiane Singer[3] racontait avoir eu avec un Ancien[4] africain à propos de ces multiples crises que nous traversons dans nos vies. Cet homme lui avait alors répondu : « Chez nous, nous n'avons pas de crises : nous avons des initiations. » Autrement dit, il y a « crise » lorsqu'on aborde une transition majeure de son existence sans avoir l'aide qui convient pour la traverser, ni les moyens adéquats pour en tirer tout ce qu'elle peut nous apporter. À l'inverse, une véritable initiation est l'illustration même d'un sas : c'est un espace fermé et sacralisé dans lequel une mutation va pouvoir s'opérer sous la conduite d'un aîné. Celui qui en ressort n'est plus le même qu'en y entrant. Il a mûri, il a franchi un cap dans sa vie.

Dans une majorité de cultures et de civilisations, l'adolescence était (et reste parfois) la période où se vivait la première véritable initiation, pour aider l'enfant à accéder à l'âge adulte et aux responsabilités qui l'accompagnent. Chez nous, la plupart des initiations, des rituels ou des rites de passage pour marquer et signifier cette transition ont généralement

2 Cf. la métaphore « Tons fondamentaux et nuances : pas de relatif sans absolu » dans *Même lorsqu'elle recule, la rivière avance*, d'Olivier Clerc, *op. cit*

3 *Du bon usage des crises,* Christiane Singer, Albin Michel, 2001.

4 Je mets une capitale à Ancien pour souligner qu'il s'agit d'un aîné, d'un homme d'expérience, d'un sage en quelque sorte, par rapport à la notion de « vieux » qui prédomine aujourd'hui dans les sociétés où l'âge ne s'accompagne plus nécessairement de sagesse.

disparu. Livrés à eux-mêmes, les ados s'en inventent alors de leur cru, mais ni le *binge drinking*, ni le rituel du pétard, ni les prises de risques en deux-roues ou en voiture n'auront le même sens ou le même pouvoir transformateur qu'un rite de passage digne de ce nom.

Mon propos toutefois ne consiste pas à porter un regard nostalgique sur un passé révolu. Si certains rites et rituels ont disparu, c'est qu'ils n'étaient plus adaptés à notre époque et à notre conscience modernes. Comme souvent, on a rejeté à la fois la forme et le fond, au lieu de conserver le fond et de lui trouver de nouvelles formes plus adaptées : les rites et rituels d'autrefois sont ainsi restés longtemps sans solution de remplacement. On observe toutefois depuis dix ou quinze ans un renouveau intéressant des rites de passage, d'autant qu'ils ne sont plus nécessairement issus de telle religion ou courant spirituel, mais créés sur-mesure.

Les jeunes qui ont l'occasion de vivre un rite de passage de ce genre – par exemple une quête de vision en milieu sauvage[5], sous la guidance d'adultes formés pour cela, ou une retraite spirituelle comme en proposent certaines religions – ont une adolescence très différente : leur transition est plus intense et plus fluide, leur vécu prend un sens à la fois plus élevé et plus profond. Ils résistent ainsi sans peine aux sirènes de l'alcool, des drogues, des gangs et autres ersatz d'initiation. Cela ne les empêche pas de « vivre leur adolescence », pour reprendre l'expression consacrée, mais ça leur permet de la vivre intelligemment, dans un espace à la fois assez large pour qu'ils puissent s'y construire et s'y faire leurs armes, et assez encadré pour qu'ils ne s'y perdent pas et n'y mettent pas en péril leur vie, leur santé ou leur avenir.

Dans la mesure où l'adolescence est souvent la première grande transition de la vie, la mise en place d'un véritable sas à cette occasion offre en outre l'avantage d'imprimer chez les jeunes qui en bénéficient une première empreinte positive – comment réussir un changement important – qui va

5 Dans la tradition amérindienne, la quête de vision consiste à partir seul dans la nature, en général trois jours, sans manger (mais en buvant), pour se mettre dans un état de conscience différent qui favorise intérieurement l'émergence de sa propre mission de vie. Ce processus profondément enrichissant et transformateur a été adapté chez nous : divers formateurs et organismes en proposent différentes versions pour adultes ou pour ados.

ensuite les encourager à vivre leurs prochaines transitions en se donnant là aussi un entre-deux adéquat.

Le passage de la *quarantaine*

Autre exemple, souvent qualifié d'ailleurs de « seconde crise d'adolescence » : la fameuse crise de la quarantaine qui, comme le savait Carl Gustav Jung, correspond en astrologie au moment – entre 41 et 42 ans environ – où Uranus se retrouve à 180° de sa position initiale dans son thème de naissance[6]. Ce passage est un moment de grands questionnements, de grosses remises en question et souvent d'importants changements dans la vie de beaucoup de gens. Les voilà qui font le bilan de leur vie jusque-là, qui se sentent soudain à l'étroit dans leur couple, leur vie de famille et/ou leur travail, et qui sont pris d'une sérieuse envie d'émancipation – de « tout foutre en l'air ». Envie à laquelle il est d'autant plus difficile de résister quand on ne comprend pas ce qui nous arrive et que l'on ne bénéficie d'aucun conseil, d'aucun accompagnement en la matière.

Pour bien entrer dans la quarantaine, il faudrait pouvoir littéralement « se mettre en quarantaine », c'est-à-dire se doter d'un sas où faire ce bilan de mi-vie, où opérer la transition entre l'existence qu'on a vécu jusque-là et celle que l'on compte vivre désormais. En l'absence de sas adéquat, beaucoup d'entre nous se retrouvent dans ce détestable *no man's land* que sont les terres du ni-ni : plus vraiment dans leur boulot, tout en y étant quand même ; plus vraiment non plus dans leur couple, mais sans en être partis pour autant. Ils tergiversent, ils hésitent. Ils avancent, puis reculent. Un jour ils sont prêts à quitter leur conjoint ou leur emploi ; le lendemain,

6 Le rejet de la véritable astrologie est aujourd'hui considéré comme une posture scientiste et non scientifique, plus religieuse que rationnelle, contrairement à ce qu'on imagine. Un esprit rigoureux qui se penche sérieusement sur cette discipline, comme l'ont fait divers érudits (notamment le Dr Stanislav Grof ou Richard Tarnas, parmi d'autres) ne peut en contester honnêtement la pertinence.

ils font machine arrière. Quand nous vivons cette transition majeure, les énergies uraniennes émancipatrices qui la caractérisent – et qui peuvent se prolonger en alternance durant deux ans – nous mettent les nerfs à rude épreuve... pour ne rien dire de ceux de nos proches et collègues !

Déjà, il n'est pas toujours facile de se doter d'un sas là où l'on distingue clairement une transition (comme entre travail et vie privée) ; il est d'autant plus difficile de le faire lorsque cette transition n'est pas vraiment signalée, comprise ou accompagnée, comme c'est le cas de cette entrée en quarantaine, surtout quand le passage en question se prolonge durant deux ans.

Comment remédier à cela ?

Il arrive que la vie ou le destin s'en chargent. Dans mon cas, par exemple, je me suis retrouvé au chômage durant cette période cruciale, doublé d'un déménagement avec changement de pays. De fait, je n'étais plus ni dans mon emploi d'avant, ni dans le pays où je vivais jusque-là, ni vraiment non plus dans cette nouvelle région, et encore moins dans une nouvelle activité professionnelle. Du coup, mon sas était très tangible... mais pas plus confortable pour autant. Au moins avais-je conscience d'être entré dans cet entre-deux, dans cette gestation intérieure (la grossesse aussi est un sas) nécessaire à l'accouchement de soi-même, à une forme de re-naissance.

Lorsque cette transition s'amorce alors que vous poursuivez votre vie et votre travail comme avant, la clé consiste à vous accorder des moments précis, d'une durée suffisante, pour vivre ce passage et cette mutation. C'est ce qu'expliquent avec talent Kathleen Wall et Gary Ferguson dans leur ouvrage *Rites de passage : célébrer les temps forts de la vie* (voir la bibliographie p. 143), un titre que je vous recommande vivement, car il vous permettra de vous forger vos propres rites de passage sur-mesure, pour tous les temps forts de la vie. Notre société désacralisée a perdu la majorité de ses rituels, d'où nos difficultés à bien vivre les transitions, autrefois prises en charge par les religions, et d'où notre besoin de nous inventer de nouveaux sas adaptés à notre mentalité et à notre époque.

Pour vous donner le temps de vivre cette traversée de la quarantaine, vous avez tout intérêt à vous réserver des moments où vous serez loin de vos proches et de votre cadre de référence, condition nécessaire à la réussite de votre transition. Partez au minimum une semaine, idéalement deux ou davantage, que ce soit dans une cabane en pleine nature ou pour faire une retraite dans le désert ou dans un monastère. Comme vous voulez. Puis, dans cet espace-temps à part, dans cet entre-deux entre vos quarante premières années et toutes celles qui suivront, prenez le temps de faire un vrai bilan de vie dans toutes ses dimensions : privée, professionnelle, relationnelle, spirituelle, etc. Si vous éprouvez le besoin de changer des choses, comme c'est souvent le cas à cette période, donnez-vous aussi le temps d'envisager sereinement les diverses options à votre disposition avant de vous décider. Le sas vous donne précisément le temps de vivre pleinement cette ambivalence typique des grandes transitions, avec ses contradictions, ses hésitations et son indécision caractéristiques, avant de finalement trancher.

Dans chaque transition, comme dans tout rite de passage, il y a toujours un moment d'errance où l'on ne sait pas très bien où l'on va, où l'on se sent perdu, doublé de sentiments et envies très contradictoires, comme si l'on se trouvait à un carrefour de sa vie, avec la possibilité de prendre deux directions totalement opposées. Je reste ou je pars. Je continue ou je change tout. Je recule ou je fonce. L'inconfort de cette étape peut nous pousser à vouloir la court-circuiter, la sauter ou l'abréger, ce qui serait un tort. La clé est de savoir qu'elle ne durera pas. Une chenille ne reste pas éternellement chrysalide. Un fœtus ne reste pas indéfiniment dans le ventre de sa mère. L'adolescence, elle aussi, n'a qu'un temps. Et ce temps est d'autant moins long et d'autant plus productif qu'il est accepté et vécu en conscience.

Accordez-vous ces moments de retraite, mettez-vous en quarantaine, en en expliquant la nécessité à vos proches, et vous verrez que votre transition s'opérera dans de bien meilleures conditions, en évitant la casse que peut occasionner le même passage lorsqu'il est mal géré. Comme pour la crise d'adolescence, le fait de circonscrire l'espace et le temps où cette transition va s'effectuer – en réservant des moments de sas spécifiques à cet effet – permet à la fois de concentrer et d'accélérer cette mutation, et donc d'éviter qu'elle se dilue sur une durée indéterminée et qu'elle peine à aboutir pleinement.

Un espace hors temps

Le sas nous enseigne autre chose, on le voit : c'est un espace très étroit et le temps qu'on y passe est lui aussi limité. Mais ce sont justement ces limites qui permettent d'opérer le changement nécessaire dans un cadre raisonnable. Lorsque le sas fait défaut, au contraire, l'espace et le temps du changement se diluent, parfois indéfiniment : crises qui s'attardent et n'en finissent plus, mue jamais vraiment achevée… Le sas, le rite de passage ou l'initiation – qui sont symboliquement identiques – visent donc à *circonscrire* le temps et l'espace du passage et de la transformation.

Paradoxalement, c'est souvent pour prétendument gagner du temps qu'on grille les étapes, qu'on ne se donne pas le sas nécessaire, qu'on passe trop brutalement d'un état à un autre. En réalité, en agissant ainsi l'on finit par perdre dix fois le temps qu'aurait vraiment pris une transition réussie, pour laquelle on se serait accordé les conditions d'isolement nécessaires. Moralité : pour gagner véritablement du temps, prenez votre temps, accordez-vous la durée nécessaire pour effectuer chacune des transitions petites et grandes qui ponctuent votre vie.

Poussons même un cran plus loin : un vrai sas est en quelque sorte un moment *hors temps*. Vous ne pouvez donc pas y perdre de temps, puisque vous êtes sorti du temps linéaire, chronométré, habituel. Comme dans ces nouvelles ou ces films de science-fiction où le héros disparaît sans laisser de trace, vit une épopée fantastique durant des mois dans un autre monde, avant d'en revenir totalement transformé… à la seconde même où il était parti – toute son aventure s'étant déroulée dans un autre espace-temps – les moments que nous passons dans un véritable sas nous sortent du temps minuté que dévore Chronos. C'est plus particulièrement vrai lorsque, par le biais du rite, du rituel, de la prière ou de la méditation, on profite de ces instants pour accéder à une autre conscience, hors du mental chronophage, pour aller vivre quelques instants d'éternité, avant de revenir à sa vie, enrichi par cette escapade dans le sacré. À nous de savoir con*sacrer* le temps qu'il faut pour bien vivre ces transitions !

Quelle transition *vers la retraite ?*

Un autre exemple de transition majeure m'a toujours interpellé du fait de la gestion très maladroite dont il fait souvent l'objet : le départ à la retraite. Le sas que l'on associe traditionnellement à la fin de l'activité professionnelle est le classique pot de départ : le futur retraité, entouré de ses futurs ex-collaborateurs, est invité à une petite cérémonie autour d'un verre, accompagné ou non de quelques mots sur ce que ses années de labeur ont apporté à l'entreprise.

L'intention est louable, même si sa réalisation pèche parfois dans la forme par un côté bâclé, contraint. Fut-il parfaitement organisé, ce pot de départ n'en demeure pas moins un sas trop limité et trop rapide pour tous ceux et celles qui se sont dévoués durant des années, parfois des décennies, pour la même entreprise. Que sont ces quelques dizaines de minutes, voire une ou deux heures de pot d'adieu, au regard de tout ce temps passé ? La transition est trop brutale pour un grand nombre de nouveaux retraités.

Que penser alors de cette nouvelle tendance qui consiste à supprimer purement et simplement ce pot de départ ? Exit le sas ! Dans quel état se retrouvent ces employés qui ont passé une si grande partie de leur vie à un poste, avec tel rythme d'activité et telles responsabilités, et qui du jour au lendemain, sans aucune forme de transition, se retrouvent brutalement chez eux, inoccupés ? Est-ce que ceux qui instaurent ce genre de pratiques se mettent une seconde à la place de celles et ceux qu'elles concernent ?

Dans l'idéal, comme dans un véritable sas de sous-marin, cette transition devrait au contraire se faire de manière progressive (comme elle se pratique ici et là, trop rarement) : en passant du plein-temps à l'arrêt total du travail par étapes, au minimum avec quelques mois à mi-temps, voire en instituant d'abord un trois-quarts temps, un mi-temps, puis un quart-temps. Le futur retraité aurait ainsi le temps d'une part de développer de nouvelles activités à côté de son travail, d'autre part de transmettre son expérience, son savoir-faire à celui qui prendra sa place.

À titre individuel, le maigre sas (ou son absence complète) qui caractérise actuellement cette grande transition peut au moins être compensé par celui dont vous choisissez de vous doter consciemment vous-même. Le principe est toujours le même : marquez cette transition de manière forte, en lui accordant l'espace et le temps nécessaire pour cela. Selon vos disponibilités et vos moyens, cela peut prendre une multitude de formes différentes :

- partir faire un voyage ;
- faire une authentique retraite dans l'un des nombreux lieux qui existent pour cela en France ou ailleurs, à des conditions accessibles ;
- prendre un mois ou deux, même simplement chez soi, pour coucher par écrit tout ce vaste chapitre de votre vie qui se termine, ce que vous avez vécu, ce que vous avez appris, ce que vous gardez et ce dont vous vous libérez ;
- déménager ou réaménager votre chez-soi, pour marquer concrètement la fin d'une période et le début d'une autre ;
- etc.

Quelle que soit la forme retenue, le principe reste le même : dotez-vous d'un espace-temps adéquat où faire le bilan de toute la phase qui s'achève, où réfléchir à l'usage que vous allez faire du nouveau temps qui s'ouvre devant vous, où opérer en douceur votre mue de travailleur en « retraité ». On ne change pas de peau du jour au lendemain, surtout quand celle-ci nous a revêtus aussi longtemps.

Le jour et la nuit : *gérer le sas entre veille et sommeil*

Pour conclure ce chapitre, j'aimerais évoquer deux sas dont l'importance est inversement proportionnelle à la taille, deux sas que beaucoup d'entre nous négligent presque totalement, mais dont la mise en place et l'utilisation consciente peuvent avoir une incidence formidable sur notre vie de tous les jours. Je veux parler du lever et du coucher, de ces deux moments clés qui servent de transition entre la veille et le sommeil, entre la conscience et l'inconscience.

Qui prend le temps de marquer en conscience ces sas-là ? Avec les vies que nous menons aujourd'hui, ces deux temps forts ont de plus en plus tendance à passer aux oubliettes. Le réveil sonne, on quitte le sommeil en sursaut, on saute du lit en espérant qu'un autre n'a pas déjà pris la place dans la douche, et la journée se met en route n'importe comment, sans un véritable instant de conscience. Dans le meilleur des cas, on se prive simplement de la possibilité d'imprimer délibérément à toute la journée à venir l'énergie qu'on lui souhaite. Dans le pire, les énergies nocturnes et notre précipitation matinale déteignent sur les seize heures qui suivent, jusqu'au coucher. Quant au coucher, précisément, il ne vaut guère mieux : nous passons sans transition du film qu'on vient de voir, des heures sup qu'on a faites ou de la dispute qu'on a eue... à notre lit, et on s'étonne de ne pas trouver le sommeil, de faire de mauvais rêves ou de se réveiller aussi fatigué que la veille !

On trouve pourtant des conseils sur l'art de bien vivre ces deux transitions dans pratiquement toutes les traditions, comme sous la plume du Psalmiste : « C'est une belle chose de célébrer l'Éternel et de psalmodier Ton Nom, Ô Souverain, d'annoncer chaque matin Ta Bonté, et Ta Fidélité toutes les nuits[7] ». La raison en est double. D'une part, les énergies du jour et de la nuit ne sont pas les mêmes : prendre le temps de marquer ce passage permet de ne pas les mélanger, de ne pas parasiter les unes avec les autres, ni dans un sens ni dans l'autre. D'autre part, comme je l'avais souligné ailleurs[8], ces deux moments cruciaux de transition sont à chaque fois l'occasion idéale de faire le point sur l'étape qui s'achève (la journée ou la nuit) et de semer en conscience les graines que l'on veut voir porter fruit dans celle qui va lui succéder.

Le soir au coucher, je fais le bilan de ma journée, je dissous les nœuds relationnels qui ont pu se former avec mes proches ou mes collègues, j'apaise ma tête et mon cœur afin d'accéder au sommeil sans tension ni préoccupation, et j'émets l'intention que ma nuit me régénère sur tous les plans, qu'elle m'apporte l'inspiration ou des solutions à mes problèmes. Ce sas que je m'accorde, ce temps de méditation, de lecture inspirante ou de prière, me permet de clairement marquer la fin de ma journée et le début de ma nuit. Il me donne le temps de m'extraire de mes soucis diurnes pour accéder au repos nocturne. Cet instant de conscience, comme celui qui inaugure la journée, est un précieux temps d'arrêt, un entre-deux comparable à la respiration que le dauphin vient faire en surface avant de replonger sous l'eau. C'est un moment où je reprends mon souffle, mon *inspiration*, où j'insuffle délibérément une intention dans le prochain demi-cycle, pour ne pas laisser s'enchaîner indéfiniment et inconsciemment tous les cycles de ma vie.

Le matin au réveil, il est aussi recommandé de marquer à nouveau un sas entre la nuit qui s'achève et la journée qui débute. On peut prendre tout d'abord un temps pour se rappeler et éventuellement noter ses rêves, même s'ils semblent absurdes sur le moment : il y a souvent des clés dans nos rêves que l'on ne comprend qu'avec un peu de recul.

7 Psaume 92. *La Bible* de Louis Segond.
8 Cf. la métaphore de la cire et de l'eau chaude, dans *La grenouille qui ne savait pas qu'elle était cuite*, d'Olivier Clerc, *op. cit.*

C'est dommage de négliger ces trésors nocturnes. De nombreuses voies spirituelles recommandent aussi de commencer sa journée par un instant de gratitude : remercier plus grand que soi d'être en vie, car la vie est un don, un cadeau, même si elle n'est pas tous les jours facile. On ne soulignera jamais assez l'impact positif sur le déroulement de sa journée d'un moment où l'on remercie, où l'on bénit la journée à venir, où on la consacre à ce qu'il y a de meilleur. Un moment, aussi, où l'on sème en pensée l'intention que cette journée se déroule sous les meilleurs auspices, qu'elle nous rapproche de la réalisation de nos vœux les plus chers. Redisons-le : ce temps est aussi vital pour nous que le moment où le dauphin sort de l'eau pour aller expulser son air vicié et refaire le plein d'air frais : c'est pour nous une pause de conscience, un sas hors temps où nous relier à l'essentiel et nous en imprégner avant de replonger pour un tour, un moyen de ne pas passer notre vie en apnée, sans inspiration nouvelle, sans souffle de conscience.

Si vous ne le faites pas déjà, essayez de prendre quelques minutes matin et soir pour traverser ces deux sas en conscience. Astreignez-vous à le faire pendant trois semaines d'affilée – un cycle de changement complet – puis faites le bilan. Je ne serais pas étonné que vous soyez agréablement surpris. C'est d'ailleurs une pratique que vous pouvez adapter et partager avec vos enfants : c'est leur faire un joli cadeau que leur apprendre très tôt à marquer les transitions de leur vie, en commençant par la plus fréquente et la plus incontournable d'entre toutes !

Il faudrait un livre entier pour détailler toutes les transitions petites et grandes qui ponctuent notre existence, tous ces sas qu'il est recommandé de savoir se ménager. Mais dans la mesure où le principe en est le même à chaque fois – même si le contexte et la nature de chaque transition varient – cette métaphore du sas est tout ce qu'il vous faut retenir pour pouvoir identifier les moments importants de passage d'un état à un autre, d'une situation à une autre et pour vous donner l'espace et le temps qui conviennent selon les cas pour les vivre dans les meilleures conditions.

Après les eaux profondes du sous-marin et son sas, la métaphore suivante nous entraîne cette fois dans les airs…

Chapitre 2

Les trapèzes : le saut de la foi

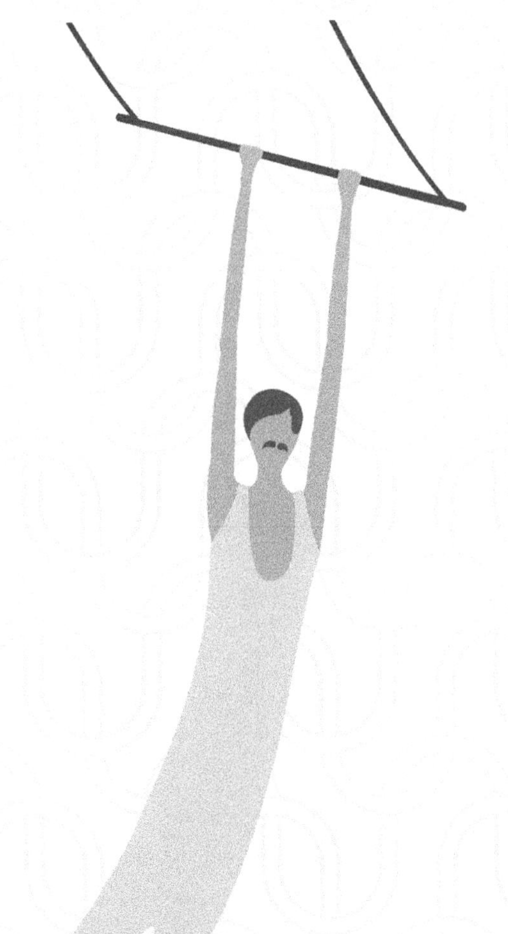

Chaque fois que je regarde un numéro de trapèze à la télévision, dans les émissions consacrées au cirque, je me dis qu'il y a là une leçon magnifique à saisir « au vol » sur la manière de vivre certaines de nos transitions.

Avez-vous déjà observé attentivement un numéro de trapézistes ? Il en existe plusieurs variantes, mais le principe est toujours le même. L'acrobate s'élance d'une plate-forme, à une hauteur impressionnante, trapèze en mains. Il décrit alors un arc de cercle, puis soudain lâche son trapèze, se propulse dans le vide et attrape alors un second trapèze lancé de manière synchrone par un comparse, grâce auquel il atteindra la deuxième plate-forme de l'autre côté du chapiteau. Variante fréquente : après avoir lâché son premier trapèze, l'acrobate s'accroche ensuite aux mains d'un second trapéziste en mouvement.

Dans les deux cas, il y a toujours ce moment crucial où le gymnaste n'a plus aucun trapèze dans les mains : il a déjà lâché le premier, mais pas encore attrapé le second. Il s'est élancé en confiance, il est dans cet entre-deux critique, avec le vide potentiellement fatal en dessous de lui, avant de pouvoir saisir le trapèze suivant. S'il ne lâche pas le premier, il lui est impossible d'attraper le second. C'est précisément ce moment de suspense, de suspension dans le vide, qui fait l'attrait essentiel de ce numéro.

L'art du *lâcher-prise*

Belle leçon de lâcher-prise, dans tous les sens du terme ! Qu'a-t-elle à nous apprendre, concrètement parlant, dans les situations de la vie quotidienne qui sont les nôtres ? Elle nous enseigne premièrement qu'un certain nombre de changements dans la vie ne peuvent se faire qu'à cette condition : lâcher. Lâcher ce qu'on a pour pouvoir atteindre ce à quoi l'on aspire. Tout le contraire du fameux « un tiens vaut mieux que deux tu l'auras », un dicton trop souvent synonyme de frilosité, de peur, de rigidité, de stagnation et finalement d'ennui.

Oser le saut dans l'inconnu. Oser – comme dans l'une des dernières scènes mythiques de *La Dernière Croisade*, le troisième volet de la trilogie *Indiana Jones* – faire un premier pas dans le vide... avant qu'un pont de cristal invisible ne se matérialise soudain sous nos pieds et permette de franchir l'abîme.

Il y a des moments dans la vie où la seule et unique façon d'avancer, c'est précisément celle-ci. Si je m'agrippe à mon trapèze, si j'enchaîne indéfiniment les oscillations en l'air, en attendant qu'un autre trapèze soit pile à portée de main, pour que je n'aie surtout rien à lâcher avant d'avoir mieux en main, pour ne devoir renoncer à rien, je cours le risque d'attendre longtemps, voire indéfiniment si mon élan initial finit par s'épuiser et que je me retrouve bêtement à l'arrêt.

Lâcher un emploi pour en décrocher un autre

Les situations qui peuvent potentiellement relever de cette métaphore des trapèzes sont nombreuses. Voici un premier exemple que j'ai personnellement vécu plusieurs fois : le changement d'activité professionnelle. Il y a des moments dans la vie où l'on ne se sent plus à sa place dans telle entreprise, à tel poste ou carrément dans tel secteur d'activité. Des moments où l'on rêve de changement, d'un nouveau départ, de réaliser ses rêves d'enfance, de mieux gagner sa vie, de travailler moins, de diminuer les temps de trajet quotidien ou que sais-je. Parfois, l'occasion de changer se présente d'elle-même, alors qu'on occupe encore son ancien poste et la transition peut alors se faire en douceur. Tant mieux. Mais d'autres fois, rien ne se profile à l'horizon, et d'autant moins que tout notre temps passe dans le travail, que la disponibilité et l'énergie pour chercher autre chose ailleurs manquent. Alors on attend. Et l'on attend encore. Et l'on peut attendre ainsi indéfiniment.

L'attente nous fait courir le risque de perdre l'élan et la motivation qui nous poussaient à changer, comme elle peut nous faire rater un créneau limité – quelques semaines, quelques mois – durant lequel toutes les conditions intérieures et extérieures étaient réunies pour qu'une transition puisse se faire idéalement. Eh oui, il y a des cycles et des saisons dans la vie, et pas seulement les quatre saisons qui se succèdent d'année en année. Comme dit l'Ecclésiaste : « Il y a un moment pour tout et un temps pour chaque chose sous le ciel : un temps pour enfanter et un temps pour mourir, un temps pour planter et un temps pour arracher le plant. » Notre intuition, si nous sommes à son écoute, nous indique quand le temps du changement est venu, quand les conditions sont bonnes pour semer de nouvelles graines. Si nous le ratons, il peut s'écouler des mois ou des années avant que des conditions aussi favorables se présentent à nouveau. La récolte – le changement souhaité – n'interviendra alors que beaucoup plus tard.

Personnellement, il m'est arrivé au moins trois ou quatre fois de sentir qu'il était temps pour moi de passer à autre chose. Je le ressentais intérieurement avec beaucoup de force. Surtout, je me trouvais subitement incapable de me projeter en imagination au-delà d'une certaine date, comme si ma vie allait nécessairement changer après. Alors, si aucune opportunité ne se présentait d'elle-même, je jouais délibérément les trapézistes : je me lançais dans le vide, je lâchais mon ancien poste sans savoir ce qui le remplacerait.

Avec ou sans *filet* ?

Comme au vrai trapèze, on peut distinguer deux grands cas de figure : soit on a un filet de sécurité, soit on n'en a pas. Ce ne sont évidemment pas les mêmes risques dans chaque cas. J'ai connu les deux. Dans le plus facile des cas, le filet du chômage me garantissait de ne pas totalement m'écraser au sol, si mon saut dans le vide n'apportait pas le changement espéré. Cette sécurité représente un avantage d'un côté – on prend moins de risques –, mais, revers de la médaille, elle peut aussi nous rassurer au point d'investir moins d'énergie et d'élan pour être sûr de passer à autre chose. À l'inverse, quand on s'élance sans filet, le danger étant plus grand, on ne ménage pas ses efforts et – faute d'avoir le moindre soutien en bas, matériellement parlant – c'est vers le haut qu'on se tourne, vers l'aide du ciel, de la providence, appelez ça comme vous voulez. On s'en remet à plus grand que soi, on s'efforce d'aligner sa vie sur quelque chose qui la dépasse.

J'ai même poussé un jour le culot jusqu'à non seulement quitter de moi-même un emploi – me privant ainsi de tout chômage, à l'époque, puisque je n'avais pas été licencié – mais aussi à résilier le bail de mon appartement, avec trois mois de préavis, tellement j'étais intérieurement convaincu que la suite de mon parcours se ferait sous d'autres cieux. Pour être honnête, quand il m'est resté moins d'un mois de location avant d'être à la rue, j'ai eu un gros moment de doute où je me suis dit que j'avais perdu la raison, que je faisais n'importe quoi ! Pourtant, comme dans les films à suspense où tout s'arrange à la dernière minute avant le désastre, un mois plus tard j'avais effectivement changé de pays, changé de travail, changé totalement de vie. Ouf ! Mon intuition était juste et, ayant brûlé les ponts derrière moi, les inquiétudes de mon mental n'ont pas pu m'empêcher de réussir ce grand saut qui a inauguré l'une des phases de formation les plus importantes de toute mon existence, qui a duré au total onze ans. Avant un nouveau saut de trapèze…

Deux pièges : l'immobilisme et le risque aveugle

Le vide attire le plein, dit-on. Se lancer dans le vide, comme un trapéziste, crée souvent les conditions pour que d'autres opportunités se présentent. Mais il n'y a aucune garantie que la transition se fasse rapidement… ni même qu'elle réussisse à coup sûr ! C'est un risque à prendre quand l'intuition nous y pousse, mais c'est un risque quand même. « L'existence d'un être est à la mesure des risques qu'il prend », disait l'un de mes mentors spirituels. À n'en prendre aucun, en prétextant le besoin de sécurité, on s'achemine vers la stagnation et l'ennui qui, à mes yeux, représentent un risque encore plus grand.

Aux vrais trapèzes, le saut dans le vide est un risque *calculé*. Les trapézistes ne sont pas des fous ni des têtes brûlées : ce sont au contraire des gens très entraînés, très sérieux, qui savent ce qu'ils font. De manière analogue, lorsqu'on décide de lâcher prise et de se lancer pour passer à autre chose dans sa vie, il est recommandé de s'appuyer à la fois sur son intuition, sur ses expériences passées et sur une saine évaluation des risques à prendre.

Les deux pièges à éviter pour réussir ce grand saut, ce sont donc d'une part l'obsession de la sécurité, du contrôle, du calcul, qui nous immobilisera et nous empêchera de faire un pas audacieux dans l'inconnu ; d'autre part l'aveuglement, la témérité et la crédulité qui peuvent nous pousser à nous mettre inconsidérément en danger. Entre ces deux extrêmes, il y a une large marge de manœuvre pour jouer les trapézistes éclairés, quand la situation le justifie et que tout intérieurement nous y incite.

Oser la rupture

La métaphore des deux trapèzes peut être particulièrement utile lorsqu'on est confronté à l'éventualité de donner une tournure radicalement différente à sa vie. C'est une situation que connaissent beaucoup de gens au passage de la quarantaine, en particulier. À ces carrefours majeurs de la vie, il ne s'agit plus seulement de troquer un emploi contre un autre dans la même branche ou dans une autre ville : l'enjeu parfois, c'est de tout remettre en question ! Changer de métier, changer complètement de vie, redémarrer à neuf. C'est ce qu'a fait par exemple l'un de mes amis suisses, Éric, qui était facteur à vélo jusqu'à 40 ans : il a tout lâché pour réaliser son rêve de toujours, se lancer dans la littérature en devenant éditeur. Un sacré saut dans le vide et un gros défi à relever ! Pari gagné, quelques années plus tard, car sa maison d'édition est aujourd'hui prospère et respectée dans le milieu.

Pari audacieux aussi que celui qu'a pris un autre ami gadzart[1], Philippe, ingénieur des Arts et Métiers, qui a quitté un poste extrêmement bien rémunéré dans la capitale pour aller s'installer à la campagne et devenir tourneur sur bois : ses revenus ont évidemment baissé de manière spectaculaire, mais délibérée, au profit de ces autres richesses que sont à ses yeux une meilleure qualité de vie et la possibilité de privilégier les valeurs sociales et écologiques qu'il juge essentielles.

Face à des changements aussi radicaux, une transition progressive, tout en douceur, est souvent impossible : les deux milieux – l'ancien et le nouveau – sont trop différents, trop éloignés. Pas moyen de passer de l'un à l'autre sans ce passage obligé par le vide. Alors, si, dans votre for intérieur, vous sentez que tout vous pousse à faire vous aussi ce grand saut – et même si le doute ou la peur s'y opposent et tentent de vous en dissuader – il vaut sans doute la peine de le tenter, en calculant vos risques, plutôt que d'avoir à regretter ultérieurement de n'avoir jamais rien osé.

1 Parfois aussi orthographié gadz'art : contraction de « les gars des Arts ».

Vous l'aurez sans doute constaté, il y a dans la métaphore des trapèzes une composante spécifique que l'on ne retrouve pas nécessairement dans les autres types de transition : la rupture. Ce n'est pas une transition en douceur et dans la continuité. Ce n'est pas une mutation progressive, *via* un sas quelconque. C'est une coupure : nette, franche, définitive. Quelque chose s'achève. Et quelque chose d'autre suivra, mais pas forcément tout de suite : plus tard, plus loin, ailleurs, autrement.

Certains changements ne peuvent se faire que comme cela. Il est important de le savoir. Comme il est aussi important d'apprendre à discerner quel type de transition s'applique à quel genre de situations, et de savoir utiliser tantôt l'un, tantôt l'autre, en s'inspirant de l'analogie ou de la métaphore correspondante. Dans la pratique, je constate que beaucoup d'entre nous ont une prédilection pour une certaine forme de changement plutôt qu'une autre : certains aiment y aller tout en douceur, petit à petit, sans rien brusquer ; d'autres, davantage inspirés par le signe du Scorpion ou le symbole du phénix, préfèrent les transitions radicales, une bonne mort-renaissance, tout envoyer en l'air et tout recommencer, sans faire dans le détail ! L'idéal est de pouvoir recourir à l'une ou à l'autre approche, selon ce qui est le plus adapté à chaque situation, plutôt que d'être prisonnier d'un comportement qui conviendra très bien à certains changements, mais peu ou pas du tout à d'autres.

Faites le bilan et posez-vous la question : dans votre vie jusqu'ici, quel type de transition avez-vous privilégié ? Les changements progressifs, en douceur, sécurisés ? Le grand saut dans le vide, le voyage sans retour ? Ou alors un mélange des deux ? Si l'une de ces deux stratégies de transition vous fait défaut, il peut être intéressant d'en prendre note, pour commencer, et, à travers les diverses métaphores exposées dans ces pages, de semer en vous l'idée que – dans certains cas – vous pouvez faire appel à un mode de changement totalement opposé à vos habitudes, qui pourrait se révéler ponctuellement plus adapté à vos ambitions. Chaque analogie, chaque allégorie est comme une graine de sens : elle dépose en nous des modèles, des exemples inspirants qui peuvent un jour germer et s'épanouir en beauté dans le jardin de notre vie.

Le lâcher-prise relationnel

Nos relations offrent un autre vaste champ d'application de cette métaphore des trapèzes, et en particulier les relations de couple. Il arrive qu'une relation ait fait son temps. L'amour n'est plus là, les liens se sont étiolés, ne restent que la routine et l'habitude de vivre sous le même toit. Par crainte de la solitude, par peur du vide, certains s'agrippent à cette relation un peu désespérément, aussi longtemps qu'aucune autre opportunité n'est en vue. C'est le fameux piège du « un tiens vaut mieux que deux tu l'auras ». À rester ainsi accrochés à leur trapèze relationnel, ils peuvent passer à côté de belles rencontres accessibles seulement à des personnes plus audacieuses et plus déterminées.

Oui, le vide peut faire peur. Mais le vide est aussi un sas qui, au terme d'une relation, permet d'en sortir complètement, d'en faire le deuil si nécessaire, de se retrouver, de se recentrer, et donc de ne pas emporter dans une relation ultérieure les vieilles énergies et les questions non réglées de la précédente. De plus, comme le dit l'adage, le vide attire le plein : il crée l'espace nécessaire pour qu'autre chose puisse succéder à ce qui s'est achevé. S'inspirer des trapèzes, dans diverses situations de notre vie, c'est une manière d'apprivoiser le vide, justement, de s'en faire un ami, un allié.

Si une relation est déjà cliniquement morte, il est souvent plus sage de renoncer à s'y accrocher par peur ou par confort. D'autant que la rupture, au sens littéral et figuré, peut fournir l'élan nécessaire pour se lancer dans de nouvelles aventures, au-delà de la zone (mortifère) de confort.

Élan : voilà encore un autre mot-clé de cette forme particulière de transition. Autrement dit, rester en mouvement. Ne pas laisser le trapèze ralentir, avec des oscillations toujours plus courtes et rapides, jusqu'à s'arrêter complètement. Les trapèzes vous invitent à vous poser la question de savoir dans quels domaines de votre existence vous êtes en mouvement, vous restez dynamique et vivant, et dans quels autres vous avez peut-être dangereusement ralenti, vous avez perdu votre élan, votre allant.

La vie est mouvement. L'inertie est la mort. Le mouvement peut être physique, bien sûr, mais pas seulement : on peut être mobile dans ses pensées et ses projets, on peut être animé de toutes sortes de désirs, d'ambitions ou d'idéaux spirituels. On peut vibrer d'une vie intérieure très intense, même dans une sérénité extérieure probante. Alors, où suis-je mobile, vivant, animé ? Où puis-je donner de nouvelles impulsions, sortir de mes ornières, remettre les choses en mouvement ? Voilà d'autres questions que nous posent les trapèzes !

Savoir aussi lâcher... une métaphore !

Deux mises en garde s'imposent ici, elles s'appliquent d'ailleurs à tous les chapitres de ce livre.

Premièrement, aucune métaphore n'est une panacée, aucune n'est le modèle, la solution à toutes les transitions que vous vivez dans la vie. Heureusement d'ailleurs, car ce serait à la fois trop facile et assez ennuyeux, au fond. Il faut donc savoir quand lâcher le trapèze d'une métaphore, qui nous a été utile un temps et nous a permis de faire un bout de chemin, pour en saisir une autre plus pertinente, qui nous entraînera plus loin.

Attention à ce que je nomme la « tentation totalisante » qui nous pousse parfois à vouloir tout expliquer avec une même théorie, une seule analogie. Sous prétexte qu'elle nous a été utile une fois, dans tel contexte, à tel moment, voilà que nous prend l'envie de l'appliquer tout le temps et partout ! Surtout pas ! Ou alors, faites-le momentanément et en conscience. Telle analogie vous parle ? Très bien : pendant un temps limité (une semaine, par exemple), allez-y à fond, appliquez-la délibérément à toutes les situations qui se présentent, dans votre vie privée, au travail, dans vos relations, partout. Voyez ce que cet éclairage vous apporte. Observez quelle orientation cette métaphore imprime à vos pensées. Puis arrêtez-vous. Stop ! Imposez-vous d'en utiliser une autre pendant un temps, aussi différente que possible de celle dont vous vous êtes gavé. Jonglez, restez mobile, ne laissez pas l'une de ces histoires destinées à élargir votre compréhension des choses se muer en une ornière de pensée.

Deuxièmement – et ça rend les choses encore plus intéressantes ! – chaque métaphore peut bien sûr nous éclairer, nous servir d'inspiration et de modèle, mais chacune a aussi son revers, sa part d'ombre ; chacune peut s'appliquer aussi bien au positif qu'au négatif, dans un sens ou dans l'autre. Ainsi, la même analogie qui nous a permis d'avancer à un moment, de comprendre certaines choses, de bouger… peut ensuite se retourner contre nous, nous piéger, nous enfermer, nous immobiliser, si nous nous obstinons à n'employer qu'elle. Donc, utilisez librement les histoires qui vous inspirent, mais ne les laissez pas *vous* utiliser. Dans le cas des trapèzes, par exemple, quel pourrait être le revers de cette métaphore ? De quelle manière négative pourrait-on s'en servir ? En en faisant le prétexte à ne jamais s'accrocher à rien, à toujours papillonner de droite et de gauche, à cultiver le mouvement pour le mouvement, le changement pour le changement. Ou encore à lâcher prise et se lancer aveuglément, en pleine inconscience, avec le maximum de chances de se casser la figure. Vous voyez ? C'est vous qui décidez quelle analogie, quelle métaphore peuvent vous éclairer, à quel moment de votre vie, de manière spécifique et temporaire. Dans un autre contexte, à un autre moment, il faudra la laisser de côté et vous inspirer d'un autre exemple ou vous forger les vôtres.

Moralité : il faut du discernement. Parfois, la vie nous demande de tenir bon, de nous accrocher, d'apprendre la stabilité, la patience, la résistance, la constance. D'autres fois, elle nous demande de lâcher prise, de savoir nous lancer, de nous abandonner, de faire confiance, d'oser, de faire le pas de la foi. Dans le premier cas, c'est peut-être l'arbre qui, par son enracinement durable au même endroit où il va croître et un jour porter ses fruits, nous inspirera une analogie utile dans notre situation. Les trapèzes, eux, n'auront de pertinence que dans le second.

Dans la nature, dans les phénomènes qui nous entourent, on trouve par analogie des leçons pour chaque chose… *et son contraire* ! Lorsque je consulte cette grande encyclopédie vivante, je ne peux donc faire l'économie de la réflexion. Telle analogie parlante que je découvre peut illustrer le choix que j'envisage de faire dans ma propre vie, mais elle ne va jamais le *justifier*. Elle peut me servir d'inspiration, mais non de prétexte. Je reste seul décideur, seul responsable de mes choix.

Un dernier avertissement, pour conclure cette parenthèse sur la manière de bien utiliser métaphores, analogies et allégories : attention au piège dans lequel tombent facilement certains, qui consiste à vouloir étendre le rapport d'analogie à *tous* les aspects et les détails du phénomène observé. Dans les trapèzes, par exemple, le principe que j'ai voulu retenir ici, par analogie, c'est celui du lâcher-prise, du saut dans le vide. C'est cela qu'il m'a semblé intéressant d'illustrer, par rapport à certaines transitions que nous pouvons affronter dans nos vies. Le piège serait de vouloir étendre cette analogie à d'autres composantes du numéro des trapèzes volants : par exemple, à la synchronisation nécessaire avec le trapèze suivant. On ne serait plus dans le même sujet. La synchronisation est en soi un phénomène intéressant, et les trapèzes peuvent aussi l'illustrer, mais utiliser une même métaphore pour imager plusieurs idées différentes aboutit le plus souvent à la confusion et à une efficacité moindre. Dans les sciences, en particulier, on ne compte plus les chercheurs qui ont fait d'importantes avancées grâce à une analogie pertinente, puis qui sont tombés dans ce piège en voulant tout expliquer grâce à elle, jusqu'à s'enfermer complètement dedans. Réaffirmons-le : une analogie illustre, mais elle n'explique pas… et certainement pas tout !

Il y a des moments dans la vie où il faut oser se lancer, où aucun progrès, aucune évolution n'est possible, si l'on reste accroché à ses acquis – qu'il s'agisse d'un poste, d'un logement, d'une habitude, d'une relation, de croyances, etc. –, des moments où la seule façon de passer à autre chose, d'atteindre ce à quoi l'on aspire, c'est de faire le grand saut dans le vide. L'exemple que nous donnent les trapézistes peut devenir la métaphore vivante d'une manière audacieuse d'opérer le changement souhaité dans notre existence. Ce numéro qui nous est familier peut ainsi nous permettre de mieux affronter l'inconnu, en fournissant à notre imagination un beau modèle de référence.

Prêts à lâcher cette métaphore pour une autre ?

Alors, lançons-nous !

Chapitre 3

Les deux cycles de l'eau : retrouver sa pureté

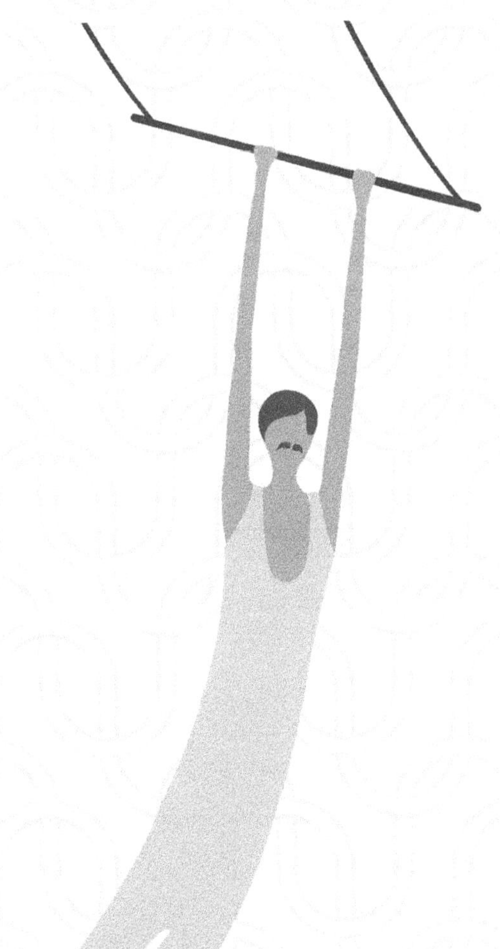

maginez une grosse flaque d'eau boueuse, pleine de saletés et d'impuretés, à même le sol. Comment en faire une eau pure et potable ? Dans sa grande prévoyance, la nature a conçu deux solutions différentes pour parvenir à cette fin (voir schéma ci-dessous).

Première possibilité : l'eau sale va s'enfoncer dans le sol. La terre, les cailloux, les roches et les sédiments qu'elle va devoir traverser vont faire office de filtres successifs et progressivement la débarrasser de toutes ses impuretés. Cette voie-là passe par les profondeurs de la terre, par le froid, la contrainte, le filtrage et l'obscurité. C'est aussi un chemin relativement long, avant que l'eau finisse un jour par rejaillir en eau de source pure et vierge, comme nous aimons en boire en montagne… ou en bouteilles !

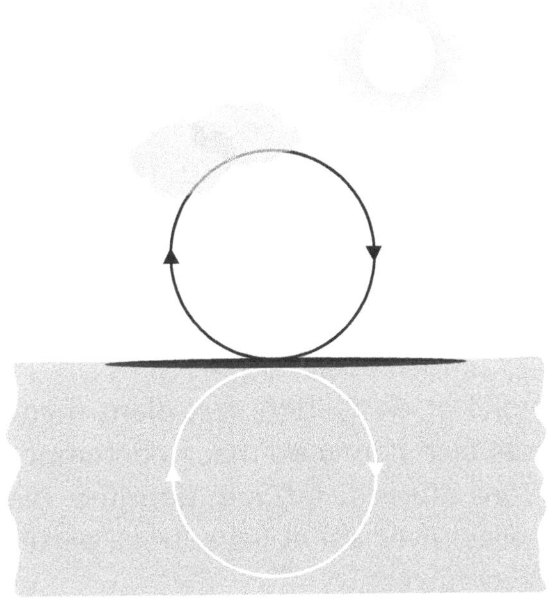

Deuxième possibilité : l'eau impure se laisse cette fois évaporer par les rayons du soleil. Comme celle de qualité incertaine qu'on distille dans certains pays avant de la boire, cette eau en s'évaporant va laisser derrière elle, au sol, toutes les saletés et impuretés dont elle était chargée. Dans le ciel, cette vapeur d'eau va se condenser en nuages, avant de finir par retomber purifiée sur terre. Détail intéressant : l'eau de pluie a un niveau de pureté supérieur à celui de toute eau de source. Preuve en est que certaines plantes du désert ne poussent qu'avec de l'eau de pluie : arrosées avec une eau de source, elles ne survivent pas. Cette seconde voie de purification est celle de la chaleur, de la lumière, de la légèreté, du lâcher-prise. Son cycle est également beaucoup plus court que celui de la terre.

Savoir *se dépolluer*

Cette sorte de grand 8 que décrit l'eau en se purifiant tantôt par les profondeurs de la terre, tantôt sous les rayons du soleil, est une magnifique métaphore des processus qui sont également à notre disposition lorsque nous voulons changer et nous transformer.

Parvenus à l'âge adulte, la majorité d'entre nous ont aussi accumulé certaines toxines, certaines impuretés dans le cœur et la tête. Des événements douloureux ont laissé des traces et des scories en nous. Les jugements de notre entourage, auxquels se sont ensuite ajoutés les nôtres, ont dénaturé nos pensées et nos sentiments. Notre mental n'est plus un miroir qui réfléchit fidèlement ce qu'il observe : il est teinté, déformé, déformant. Quant à l'amour qui s'écoule de notre cœur, il a perdu de sa fraîcheur et de sa pureté. Son débit a diminué. Nous sommes mal dans notre peau et nos relations en pâtissent.

Ce manque de limpidité et de fluidité, aux plans mental et affectif, se traduit par cet éventail bien connu de maux contemporains dont beaucoup d'entre nous sont affligés : fatigue, déprime, mal-être, relations difficiles et conflictuelles (avec soi et les autres), perte de sens, découragement, voire dépression, etc.

Comme l'eau de notre métaphore, nous cherchons alors à retrouver l'état intérieur originel que nous avons perdu. Et comme elle, nous pouvons suivre deux grandes directions pour parvenir à nos fins : la plongée dans les strates les plus profondes de notre être, ou la montée vers ses dimensions les plus élevées.

La voie des profondeurs

Du côté des profondeurs, le développement du psy sous ses nombreuses formes – psychologie, psychothérapie, psychanalyse, psychiatrie – depuis plus d'une centaine d'années, mais plus particulièrement au cours des dernières décennies, a donné naissance à une multitude d'outils et d'approches pour nous aider à guérir notre âme malade. Comme le suggère le terme de « psychologie des profondeurs » par exemple, ou encore les termes « subconscient » et « Inconscient », ces méthodes correspondent le plus souvent au cycle de purification de l'eau par la terre, symboliquement parlant. Il s'agit d'aller explorer les profondeurs de notre psychisme, de jeter une lumière dans ses recoins les plus obscurs, de plonger dans nos racines personnelles, familiales, voire transgénérationnelles, pour y nettoyer ce qui fait obstacle à notre bien-être et à l'expression non entravée de la sève vitale en nous.

À l'origine, c'est souvent un processus essentiellement verbal, analytique : on décortique son passé, son vécu, pour progressivement y voir à nouveau « clair » en soi. Depuis, l'univers psy s'est enrichi de nombreux autres outils et approches, dont certaines englobent désormais le cœur et le corps. On peut, par exemple, aller modifier les empreintes profondes faites dans notre « terre », nos cellules, dans la matière même de notre corps, ou aller changer les sillons neuronaux gravés dans notre cerveau pour développer de nouvelles pensées, de nouveaux comportements.

Ce travail en profondeur, opéré avec l'aide d'un thérapeute, agit comme la terre, les cailloux et les sédiments qui débarrassent progressivement l'eau de ses impuretés : on trie, on sépare, on identifie, on s'allège, on se libère, on élimine ce dont on n'a plus besoin, on fait de l'ordre en soi. Diverses formes d'introspection, pratiquées seul, peuvent elles aussi nous aider à mieux nous comprendre, à identifier et transformer les empreintes profondes que notre vie a laissées en nous.

La voie de la terre est un processus qui prend du temps, comme en témoigne la durée de nombreuses formes de psychothérapie. En effet, cette plongée dans nos profondeurs ne se fait pas du jour au lendemain. Mais ce travail lent et patient, effectué seul ou avec les conseils d'un « spéléologue » éclairé de la psyché (psychothérapeute, psychanalyste, etc.), finit par porter ses fruits et opérer l'alchimie intérieure souhaitée.

La voie des profondeurs souterraines a aidé des millions de gens à se libérer de leurs complexes, de leurs névroses, de leur mal-être sous toutes ses formes, et à retrouver – comme l'eau de source qui jaillit – un élan vital qu'ils avaient perdu depuis longtemps.

Le chemin des nuages blancs

Le second chemin qui se présente à nous, pour nous libérer de ce qui nous limite et nous alourdit, de ce qui fait entrave à notre bien-être et notre épanouissement, c'est la voie du soleil, symboliquement parlant. Il s'agit cette fois de viser non plus ce qui est *sous* la conscience ordinaire (subconscient, inconscient), mais ce qui se trouve au-dessus : l'univers de la transcendance, de la supraconscience, des états de conscience supérieurs, élargis.

C'est notamment le chemin qu'adoptent ceux qui font le choix d'une discipline spirituelle. Là encore, nous avons la chance de vivre à une époque où, sous nos latitudes, l'éventail des spiritualités qui s'offrent à nous n'a jamais été aussi riche depuis l'aube de l'humanité. Aux courants spirituels de notre culture – juifs, chrétiens et musulmans principalement – sont venus s'ajouter depuis quelques décennies une formidable moisson d'enseignements issus d'Asie et d'ailleurs : bouddhisme, hindouisme, taoïsme, yogas divers, chamanisme, spiritualité amérindienne, voie toltèque, et j'en passe.

Par la méditation, par la prière, la contemplation et la dévotion, par le chant, les mantras et les danses sacrées, par la transe, la maîtrise de l'énergie intérieure et les états modifiés de conscience, nous avons moyen de soustraire notre conscience à la pesanteur terrestre, de la dilater et l'élever très haut pour la purifier aux rayons du soleil, symboliquement parlant, en laissant derrière soi tout ce qui fait écran à notre clarté, à notre fluidité intérieure et à notre bien-être. Pas pour rester éternellement dans les nuages et se déconnecter des réalités matérielles, bien sûr, mais pour aller se régénérer, se ressourcer, se délester, avant de redescendre avec plus d'énergie, d'amour et de compréhension, avec une conscience plus vaste et une plus grande liberté intérieure.

Ce cycle supérieur de l'eau, qui passe par l'évaporation symbolique, correspond à un processus souvent fusionnel : on se détache de son petit moi isolé, séparé, et l'on redécouvre l'unité avec le grand tout, derrière la multiplicité des personnes individuelles. On se sent relié à tout être et toute chose. Comme de précieuses essences dont on ouvre les flacons et dont les arômes s'élèvent dans la pièce et se fondent les uns dans les autres pour ne former qu'un seul et même parfum, la pratique spirituelle vous met en contact avec votre propre essence et vous permet ainsi de retrouver le lien avec l'esprit unique dont toutes les formes vivantes sont issues.

Si la voie des profondeurs de la terre est un cycle long, celle du soleil s'apparente plutôt à une multitude de cycles courts : dans le même temps où une partie de l'eau s'enfonce dans le sous-sol terrestre pour y entamer son patient parcours, afin d'en ressortir un jour en limpide eau de source, une autre partie peut s'élever dans le ciel et retomber en pluie un grand nombre de fois successives, en acquérant à chaque fois un degré de pureté supérieur, et surtout en développant progressivement la capacité à préserver toujours plus longtemps la clarté ainsi acquise.

Comme en témoigne l'art de toutes les civilisations, qui a puisé son inspiration durant des millénaires dans la spiritualité et les religions, cette seconde voie de purification est elle aussi extrêmement puissante et efficace. Elle a également permis à d'innombrables adeptes de retrouver leur état d'origine, de s'unir à leur Source et de permettre l'épanouissement du meilleur d'eux-mêmes.

Fromage et dessert !

La question vous a peut-être traversé l'esprit : l'une de ces deux voies de transformation est-elle préférable à l'autre ? Y en a-t-il une de meilleure, de plus rapide ou de plus efficace ?

J'ai le souvenir, il y a vingt ou trente ans, que les partisans de l'une et l'autre revendiquaient chacun ce privilège et se chamaillaient joyeusement à ce sujet. Les tenants de la voie des profondeurs disaient en gros ceci : « C'est bien joli de vouloir s'élever dans les hautes sphères spirituelles, mais si vous n'avez pas préalablement travaillé sur vos blocages, sur vos problèmes personnels et familiaux, vous ne vous élèverez pas bien haut, quand ce ne sera pas tout bonnement une solution de fuite ! »

Pour abonder dans leur sens, peut-être avez-vous comme moi déjà rencontré des personnes ayant fait un formidable travail spirituel sur elles-mêmes, ayant développé leur Soi d'une manière remarquable... mais n'étant jamais allées voir dans leurs profondeurs plus obscures ce qu'il y avait aussi à y régler. En dépit de leur sagesse et leur lumière, leur comportement quotidien et leurs relations en pâtissent alors gravement, et même si certains de leurs adeptes trouvent toujours des justifications spirituelles à tous leurs débordements émotionnels et leurs excentricités, force est de reconnaître que ces êtres-là ont négligé toute une moitié du travail intérieur. Ils me font penser à un pianiste virtuose qui jouerait sur un piano désaccordé auquel manqueraient certaines touches et cordes : non seulement son grand talent ne peut pas se manifester en plénitude, mais son jeu sonne parfois faux et est forcément ponctué de vilains couacs.

De leur côté, ceux qui misaient de préférence sur la voie des hauteurs solaires affirmaient plutôt ce qui suit, avec parfois une petite touche de condescendance : « Quand on suit un chemin spirituel, on n'a pas besoin de psychothérapie ou de travail de ce genre ! Au lieu de faire du nombrilisme psychologique, de remuer la boue du passé, de se perdre dans les profondeurs de son inconscient, il vaut mieux aller chercher la lumière, l'inspiration et la compréhension, très haut, à la Source ! Et tout le reste se réglera automatiquement en suivant. » Là encore, pour leur donner en partie raison, nous connaissons tous (sinon dans notre vie personnelle, au moins par le cinéma qui en a fait ses choux gras) des gens qui sont en thérapie depuis des années, qui ont « tout compris, mais rien changé », qui semblent n'avoir jamais fini d'aller faire le ménage intérieur, et qui soumettent à un constant décorticage psy aussi bien leurs propres paroles et actes... que les vôtres !

Depuis, les choses ont évolué. Aussi bien en Occident qu'en Orient, des voix s'élèvent pour dire qu'au fond (et pas qu'au fond, d'ailleurs !), ces deux voies sont beaucoup plus complémentaires qu'opposées. Je me souviens par exemple d'un sage indien, cité voici une quinzaine d'années dans feu le magazine *Nouvelles Clés*, qui racontait que lorsque des Occidentaux venaient dans son ashram sans avoir préalablement fait un minimum de travail psychologique, il ne pouvait pas commencer leur formation à proprement parler spirituelle avant parfois deux ou trois ans, le temps de les aider à régler et réparer ce qui n'était pas au point en eux. De leur côté, plusieurs courants du monde psy, notamment tout ce qu'on appelle la psychologie transpersonnelle, tissent des liens de plus en plus forts et nombreux avec l'univers du spirituel.

Spéléologie et montgolfière

Ayant pour ma part mêlé ces deux voies depuis de nombreuses années, je trouve qu'il y a une logique évidente à les associer. Si vous pratiquez la spéléologie, vous devez avoir une torche avec une bonne batterie avant de descendre dans les profondeurs de la terre, sans quoi vous risquez de vous cogner la tête ou de faire une chute fatale. Et si vous êtes fan de montgolfière, vous devez être capable de lâcher du lest pour que votre ballon décolle. Autrement dit, si je m'élève un peu pour aller chercher de la lumière, je vais pouvoir ensuite descendre aussi un petit peu, pour aller éclairer un premier niveau de mes recoins obscurs. Ce faisant, je me déleste de certains fardeaux, ce qui me permet de m'élever un peu plus haut et d'en rapporter davantage de lumière. Je peux alors descendre un peu plus profond, un peu plus longtemps, et dégager des choses encore plus sombres et plus lourdes.

Plus je monte, plus je peux ensuite descendre. Plus je plonge profond, et plus j'arrive à m'élever plus haut. Comme un arbre dont les branches s'élèvent dans le ciel en proportion de la plongée de ses racines dans le sol. Le chemin que ce parcours évolutif dessine ressemble donc à une sinusoïde dont les courbes prennent de plus en plus d'ampleurs, en haut comme en bas (voir schéma ci-dessous).

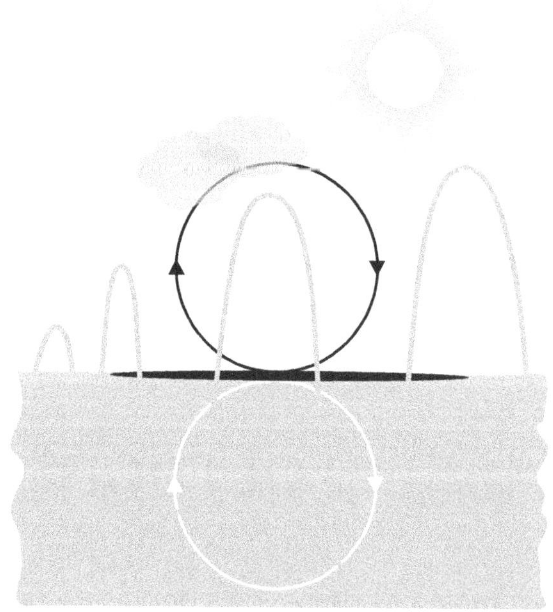

Au final, c'est parce que j'aurai atteint mon Ciel personnel, mon paradis intérieur, que j'aurai un jour la lumière et les ressources nécessaires pour plonger jusque dans mon enfer personnel. C'est ce qu'illustre la vie des grands prophètes de l'humanité qui ne sont pas seulement restés dans les hauteurs pures et éthérées de la lumière cosmique, mais qui sont aussi descendus jusqu'au plus profond de l'Hadès pour y terrasser leurs démons.

Nos deux *natures*

La nature humaine est double. Selon les traditions spirituelles, ses deux composantes portent différents noms :

- l'ego et le Soi ;
- le petit moi et le grand Moi ;
- la personnalité et l'individualité ;
- la nature humaine et la nature divine ;
- ou tout simplement le corps et l'esprit.

Dans la symbolique chevaleresque, le chevalier sur sa monture représente ces deux natures et le rapport équilibré entre elles auquel il est souhaitable de parvenir un jour : une parfaite harmonie entre les deux, où ni le cheval n'est maltraité ou dominé par la violence, au péril de son intégrité, ni le cavalier n'est éjecté, mis à terre et piétiné par lui. Le chevalier a apprivoisé et dressé sa monture : celle-ci lui offre toute sa force brute qu'il sait canaliser ; en retour, il lui permet de réaliser des exploits qu'elle n'aurait jamais accomplis sans lui.

À ces deux dimensions de notre nature correspondent ces deux grandes voies de transformation, de régénération et de purification qu'illustre la métaphore de l'eau, selon qu'elle transite par les profondeurs obscures de la terre ou par les cieux ensoleillés. D'un côté nous pouvons apprivoiser notre ego, apprendre à le connaître, le libérer de ce qui le limite et l'entrave. De l'autre, nous pouvons nous lier au Soi, aller chercher très haut sa lumière, son inspiration, pour les manifester ici-bas au quotidien. Ou – pour reprendre l'analogie pianistique – nous pouvons à la fois améliorer constamment notre technique et la maîtrise de notre jeu, jusqu'à atteindre un jour la virtuosité, tout en œuvrant conjointement à améliorer aussi la qualité de notre piano, la justesse de son accordage, la qualité de son clavier, sa sonorité, sa résonance.

Dans la nature, l'eau ne choisit pas, elle n'a pas de préférence : elle suit inlassablement l'une et l'autre voie. « Fromage et dessert », suggérais-je plus haut. Sans cesse une partie des eaux s'évapore, des nuages se forment et des pluies se déversent ensuite sur la terre. Sans cesse, l'autre partie irrigue les sols et – quand elle n'est pas absorbée par les végétaux ou les animaux – s'enfonce dans le monde souterrain, pour en ressortir en sources vives. C'est la même eau qui parcourt inlassablement les deux boucles de ce grand cycle de purification de l'eau en forme de 8.

Alors pourquoi devrions-nous choisir, nous ? Pourquoi en favoriser l'une et rejeter l'autre ? Sachons plutôt travailler intelligemment avec les deux : l'esprit et la matière, le Soi et le Moi.

Le grand 8 au quotidien

Comment mettre en pratique l'enseignement de cette métaphore aquatique au quotidien ? Parfois, on va chercher loin et de manière compliquée des solutions qui sont en réalité toutes proches et relativement faciles. Prenons tout d'abord la boucle supérieure du cycle de l'eau, puisqu'il faut acquérir de la lumière avant d'aller explorer ses profondeurs. Quelle est la manière la plus simple de s'élever, d'aller chercher cette dilatation intérieure, cette lumière ? Trouvez tout simplement ce qui vous inspire. L'inspiration vous relie en effet à quelque chose qui vous dépasse, au « plus grand que soi », quelle qu'en soit la forme. Elle vous élève et vous dilate. Elle peut prendre une étonnante diversité de formes, d'une personne à l'autre.

Quelle est la vôtre ? Est-ce la musique qui vous ouvre à plus grand que vous ? Ou est-ce plutôt (comme Victor Hugo) le contact avec la nature, une promenade en forêt, un moment au bord de la mer ou à la montagne ? Pour certains, c'est le contact avec les enfants ; pour d'autres, une activité artistique ; d'autres encore ressentent ce dépassement de soi dans le sport ou les activités de groupe (chorale, danse, etc.). L'inspiration peut évidemment aussi vous venir par la méditation ou la prière, mais il me semblait important de souligner qu'elle peut passer par des activités en apparence plus ordinaires, qui viennent faire vibrer en nous toutes les cordes des octaves supérieures.

Trouvez donc ce qui vous inspire et veillez à vous réserver du temps pour cette activité, sinon tous les jours, au moins toutes les semaines. Prenez un moment pour vous élever vers les sommets de la conscience, pour vous relier à plus grand que vous : ces instants précieux contribueront beaucoup à vous libérer de ce qui peut par moment vous alourdir ou vous faire perdre votre clarté.

Pour ce qui est du cycle inférieur de l'eau, vous pouvez simplement prendre un temps le soir, avant de vous endormir, pour passer en revue la journée qui vient de s'écouler et, en conscience, venir identifier les moments difficiles, les tensions, pour vous en libérer avant de plonger dans le sommeil. Ce processus de récapitulation, ce bilan journalier, permet de préparer consciemment le travail d'éboueur nocturne qu'accomplissent spontanément nos rêves... et d'avoir du même coup des songes d'une qualité différente[1].

1 Vous pourrez trouver dans *J'arrête de (me) juger* d'Olivier Clerc, Eyrolles, 2014, de nombreux exercices qui peuvent être mis à profit pour ce tri et cette libération avant le sommeil.

Un second *couple intérieur*

Il existe une autre polarité intérieure, en nous, dont chaque moitié tend naturellement à emprunter l'une ou l'autre des deux voies de purification de l'eau. Ce couple intérieur, c'est le mental et le cœur. Le mental éclaire, analyse, sépare, divise, classe et étiquette toute chose : symboliquement parlant, c'est notre pôle masculin. Le cœur, au contraire, lie, unit, il rassemble, réchauffe, adhère ! C'est notre pôle féminin intérieur. Dans ce travail de transformation et de guérison que vous pouvez souhaiter entreprendre, les deux ont un rôle complémentaire à jouer, là aussi. Le mental va venir en renfort du processus d'analyse, de discernement, de filtrage, de dissection de votre vécu et de vos histoires, pour progressivement en libérer l'essentiel, y faire régner la clarté. Tandis que le cœur va vous ouvrir à l'autre, à l'amour, il va vous faire dépasser vos frontières personnelles, vous pousser vers l'unité, vers le partage et la communion. Sa chaleur va faire fondre ce qui vous entrave et brûler ce qui vous pollue.

Bien sûr, chacun de nous a ses préférences, ses penchants naturels. Certains sont plus enclins à réfléchir, à analyser, creuser, approfondir : ils ont une approche plus rationnelle, plus terre à terre. D'autres suivent plutôt leur cœur ou ont une nature plus méditative, contemplative. Avec toutes les variantes intermédiaires possibles, bien entendu.

La vie, elle, parce qu'elle comprend tous les penchants, toutes les tendances, semble constamment nous pousser à rechercher l'équilibre. Sitôt qu'on va trop loin dans un sens, les événements – parfois les épreuves, les contrariétés, les incidents – nous ramènent dans l'autre direction. Sachant cela, et sans pour autant nier ou négliger vos préférences – si vous avez des points forts, c'est avant tout pour bien les utiliser ! – vous pouvez aussi consacrer du temps à renforcer vos points faibles, à développer la polarité que vous maîtrisez moins. Le décider en conscience, délibérément, peut ainsi vous éviter d'y être contraint et forcé par les situations que vous vous serez attirées à votre insu.

Vous avez la tête dans les nuages ? Vous aimez bien planer dans les hautes sphères, aller chercher l'inspiration très haut ? Vous êtes une nature « elfique » dans la symbolique de Tolkien[2] ? Très bien ! Et si, toutefois, vous consacriez aussi une part de votre temps et de vos efforts à garder un peu les pieds sur terre, voire à aller explorer son sous-sol et découvrir ce qu'il a à vous apprendre ?

Vous êtes plutôt quelqu'un de terre à terre, voire de souterrain, comme les nains du *Seigneur des Anneaux*, capables de creuser de fabuleux palais sous les montagnes ? Parfait ! Et si vous montiez de temps en temps au sommet, et si vous recherchiez l'inspiration, pour aller respirer l'air des hauteurs et vous exposer à la lumière ?

Pour ma part, j'étais au départ quelqu'un de très intellectuel et de naturellement porté vers le spirituel. Mais la vie m'a mis au défi de développer aussi les autres polarités de mes deux couples intérieurs. À côté de mon mental, j'ai appris à connaître et à utiliser mon cœur, mes sentiments, mes émotions, toute cette dimension fluide et féminine en moi qui empêche mon intellect d'essence masculine de tout assécher et disséquer. À côté de ma nature spirituelle, j'ai appris à mieux connaître le corps et la matière, avec leurs lois, leurs exigences et leurs cadeaux. Mes penchants demeurent, mais je ne suis plus ni unijambiste ni borgne : j'ai les deux polarités à ma disposition, deux jambes, deux yeux… et c'est plus facile pour danser !

Des méthodes pour tous les goûts

Dans l'éventail des méthodes de développement personnel et spirituel, on trouve aujourd'hui des approches qui correspondent tantôt à la voie de la terre, tantôt à celle du ciel ; tantôt au mental, tantôt au cœur ; tantôt

2 John Ronald Reuel Tolkien, *Le Seigneur des Anneaux*, Christian Bourgois, 1972.

à nos pôles masculins, tantôt à nos pôles féminins. Il y en a pour tous les penchants, pour toutes les préférences, que vous pouvez librement combiner pour dépasser les limites inhérentes à chacune.

En voici quelques exemples :

- La CNV[3] (communication non-violente). Elle penche surtout côté cœur : elle développe l'empathie, l'écoute. Elle vous dote d'une nouvelle paire d'oreilles pour écouter les sentiments et les émotions, au-delà des mots. Elle libère l'eau de votre amour sous le soleil de la bienveillance.
- Le Travail[4] de Byron Katie. Il fait appel avant tout au mental, au discernement. J'analyse, je décortique, je vérifie : *est-ce vrai ?* Je me libère des croyances (cœur) qui me font souffrir en inversant mes suppositions et en multipliant mes interprétations possibles. Je sors mon intellect de son asservissement à mes émotions. C'est un travail de filtrage, comme le cycle inférieur de l'eau.
- La méthode hawaïenne Ho'oponopono[5]. C'est le chemin des nuages blancs. Elle éveille toutes les qualités du cœur : l'empathie, la compassion (je suis désolé) ; le pardon (je te demande pardon) ; l'amour (je t'aime) ; et la gratitude (merci). Au-delà du cœur, elle touche même l'âme et l'esprit en nous, elle abat les barrières qui nous séparent des autres et nous aide à retrouver l'unité.
- Les *Quatre Accords toltèques*[6] de Miguel Ruiz. C'est la voie de la terre et de la conscience. Comme l'eau se débarrasse de ses impuretés dans le sol, cet enseignement vous invite à éliminer un par un tous les accords restrictifs et nuisibles que vous avez conclus inconsciemment étant enfant (je suis nul, je suis moche, je suis incapable, etc.) pour les remplacer en conscience par de nouveaux accords conscients qui vous libèrent.

3 Cf. *Les mots sont des fenêtres (ou des murs)*, de Marshall Rosenberg, Jouvence, 1998.
4 Cf. *Aimer ce qui est*, de Byron Katie, Éditions Ariane, 2003.
5 Cf. *Ho'oponopono*, Maria-Elisa Graciet-Hurtado et Luc Bodin, Jouvence, 2011.
6 *Les Quatre Accords toltèques*, Miguel Ruiz, Jouvence, 1998.

- Le *Don du Pardon*[7], issu de la même voie toltèque, que m'a transmis Don Miguel. C'est à nouveau la voie du ciel : laisser derrière soi le lourd fardeau des jugements, des étiquettes, des haines, des ressentiments et envies de vengeance, pour s'évaporer par le pardon au soleil de l'amour, afin de retrouver la pureté du cœur.

Je pourrais poursuivre à l'envi avec d'autres approches. Analysez vous-même les méthodes et approches de développement personnel ou d'évolution spirituelle que vous connaissez : vous verrez facilement à laquelle des deux voies de purification de l'eau elles s'apparentent. Vous pourrez ainsi mieux les marier, pour vous développer de manière équilibrée.

Cycles courts ou longs, plus ou moins élevés ou profonds

« Passez l'amour à la machine… faites-le bouillir… pour voir si les couleurs d'origine… peuvent revenir », chantait Alain Souchon dans les années quatre-vingt-dix. Dans une machine à laver, justement, il y a des cycles courts ou longs. Selon son degré de saleté, on lavera le linge à 30° seulement ou bien on le fera effectivement bouillir de temps en temps, pour qu'un lavage plus radical lui permette de retrouver « ses couleurs d'origine ».

Le grand 8 de l'eau, et notamment son évolution progressive en sinusoïde, suggère qu'on peut appliquer ce double processus à des cycles de durée différente, dans notre existence. Sur un court cycle de vingt-quatre heures, comme on l'a vu plus haut, un bref temps d'inspiration, d'élévation intérieure, doublé d'un moment de bilan avant le coucher, peut redonner à votre « eau » intérieure un degré supérieur de pureté et de clarté. Plus ponctuellement, à plusieurs reprises dans l'année, un travail

7 *Le Don du Pardon*, Olivier Clerc, Trédaniel, 2010.

plus intense – lors d'une retraite, d'un stage, seul ou en groupe – peut vous permettre d'aller tantôt plus haut, tantôt plus profondément (voire les deux à la suite) en vous, pour entreprendre un nettoyage encore plus probant, une libération encore plus grande. Enfin, des événements occasionnels d'intensité exceptionnelle – dans le meilleur, les extases, comme parfois dans le pire, les épreuves – peuvent parfois vous faire toucher les extrêmes, atteindre tantôt votre ciel intérieur, tantôt vos régions infernales et, presque malgré vous, changer votre eau intérieure en vin, si j'ose dire, autrement dit conférer un degré de clarté virginale à votre être, qui confine au sacré.

L'aspect doublement cyclique de cette métaphore est ainsi deux fois précieux : dans les moments les plus sombres, les plus douloureux, il nous rappelle que tout ne dure qu'un temps et que cette phase se terminera tôt ou tard ; dans les instants les plus inspirants, les plus lumineux, il nous prévient que cela aussi ne sera pas éternel et qu'après avoir connu ces hauteurs enivrantes, il faudra bien redescendre et les intégrer au quotidien.

Un penchant naturel

La métaphore de l'eau a une dernière leçon intéressante à nous offrir, qui tient à la nature même de l'eau. Mettez une serviette humide dehors, elle sèche rapidement. Renversez un peu d'eau dans le jardin, elle s'enfonce aussitôt. L'eau est toujours en mouvement, toujours vivante. Soit elle s'évapore, soit elle se condense ; soit elle s'élève, soit elle retombe. Sans cesse elle se renouvelle, sans cesse elle se purifie. C'est sa tendance naturelle, irrésistible, et c'est justement ce qui permet à la vie d'exister, de se perpétuer, de se régénérer inlassablement.

Il en va de même en nous. Notre eau à nous – notre amour – a aussi cette tendance naturelle à circuler : tantôt à irriguer notre corps, nos cellules, tantôt à s'offrir généreusement aux autres. Nous donnons, nous recevons, ça va, ça vient, ça circule dans les deux sens. Nous n'avons rien à *faire* pour cela, c'est naturel : quelque chose en nous cherche constamment à circuler, à se donner, à se régénérer et à repartir pour un tour. Et si rien ne vient en limiter ou en entraver le flot, notre eau trouve aussi le moyen de se purifier dans ces divers échanges. À condition toutefois de ne pas édifier de digues et de barrages mentaux sur sa route, ni de l'enfermer dans un espace restreint où elle deviendrait stagnante et nauséabonde. Un mental inconscient, mal maîtrisé, par exemple, peut faire obstacle à ce double cycle naturel des flots du cœur. Nous sommes alors les premiers à en faire les frais, à ne plus être hydratés et vivifiés par les eaux de l'amour.

À quel moment l'eau ne circule-t-elle plus ? Quand ne se purifie-t-elle plus ? Lorsqu'elle est gelée : le froid peut alors empêcher longtemps l'eau de couler. Idem en vous. Ne laissez pas votre cœur se refroidir. Maintenez sa température dans un éventail propice à la vie, à la floraison de vos richesses, en évitant à la fois le gel de la peur, de la méfiance ou de la haine, qui vous fige et vous rend glacial dans vos relations (y compris à vous-même), et les bouillonnements de colère et de rage qui créent en vous une vapeur susceptible de brûler les autres et de faire écran à la clarté du ciel de vos pensées.

Les méthodes que j'ai évoquées dans ce chapitre, parmi d'autres, ne visent au fond qu'à vous permettre de retrouver le *cours* normal de votre vie, à ce qu'elle recouvre sa *pente* originelle et *s'écoule* naturellement, à rétablir son *cycle* fluide et non entravé en vous. Ce n'est pas un hasard si le vocabulaire analogique que nous employons pour parler de la vie et de l'amour fait de si nombreux emprunts à celui de l'eau : notre microcosme, notre petit monde à nous, est à l'image du macrocosme, le vaste monde extérieur. Les mêmes lois, les mêmes principes régissent l'un et l'autre. C'est pour cela que la nature est une *source intarissable* – encore des termes aquatiques ! – de leçons à déchiffrer et de principes à appliquer à notre propre existence.

Ce livre aussi suit son propre cours, de sources en estuaires et de rapides en cascades : déjà nous quittons les rivages de cette métaphore pour nous enfoncer dans les gorges (ou les forges ?) de la suivante...

Chapitre 4

Le métal et le feu : changer de niveau d'énergie

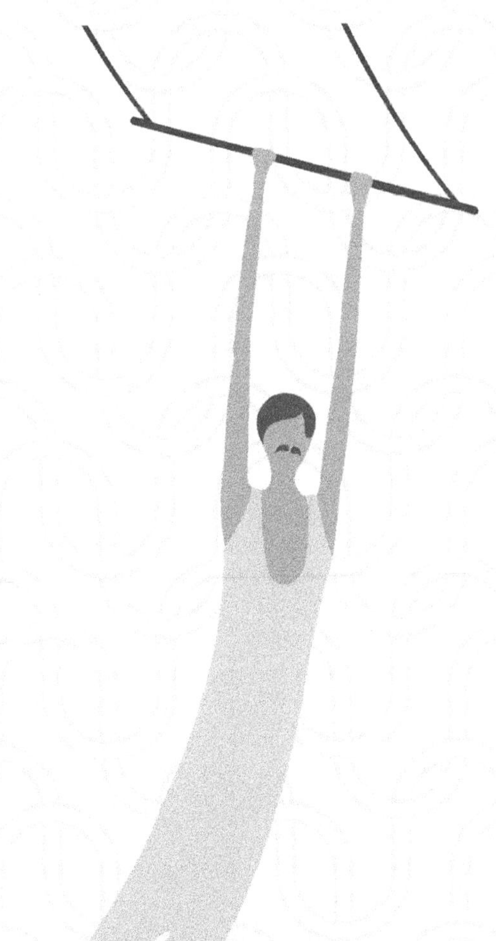

À l'âge de 10 ans, je passais mes vacances d'été dans un village du canton de Fribourg. Dans ce petit bourg d'un autre temps travaillait encore l'ancêtre Paul, un forgeron de près de quatre-vingts ans, qui pratiquait toujours les tarifs d'antan et ne demandait souvent que quelques francs pour une réparation.

J'étais fasciné par sa forge sombre et archaïque, comme le sont souvent les enfants dans ces endroits où les forces mêmes de la création semblent à l'œuvre. Voir le vieux Paul prendre un bout de fer, le mettre dans le feu avec ses pinces, le laisser chauffer jusqu'à devenir rouge, voire presque blanc, puis lui imprimer la forme qu'il désirait avec son marteau, avant de le plonger dans l'eau froide pour le refroidir et le durcir à nouveau, je ne m'en lassais pas. Ce processus a d'ailleurs laissé une empreinte profonde dans ma jeune psyché, et ce n'est que de nombreuses années plus tard que j'ai compris toute la dimension métaphorique de ce processus captivant.

Que se passe-t-il si vous essayez de redresser à froid un bout de métal tordu et plein de bosses ? Ou de lui donner une forme précise, sans l'avoir préalablement chauffé ? Au mieux vous y passerez des heures, vous n'y arriverez pas ou vous lui infligerez d'autres bosses : bref, vous feriez du travail de « gougnafier », comme on disait à cette époque. Au pire, vous finirez tout simplement par le casser.

En plongeant le fer dans le feu, on en modifie l'état. S'il y reste trop longtemps, il finit même par passer à l'état liquide et peut alors être moulé à souhait. En le refroidissant ensuite dans l'eau, on lui restitue son état d'origine, on stabilise la forme qu'on lui a imprimée, et par la même occasion l'on accroît sa dureté naturelle.

Grâce à ce processus, notre morceau de fer passe d'une forme à une autre : il a changé d'apparence, il a vécu une transition et une transformation. Or ce sont justement les changements qui nous intéressent ici, et cette transformation-là a beaucoup à nous apprendre sur la manière dont nous pouvons opérer certains de nos propres changements.

Changer d'état pour changer de forme

Parvenus à l'âge adulte, beaucoup parmi nous ressemblent à un bout de métal plus ou moins bosselé, cabossé ou tordu. Nous avons pris des coups, dans la vie. Nous avons été blessés, traumatisés, parfois même cassés. Comment guérir ? Comment recoller les morceaux ? Comment cheminer jusqu'à notre intégrité, notre unité ?

La métaphore de ce chapitre nous enseigne qu'un certain nombre de changements, dans notre vie, ne peuvent se faire dans l'état-même où nous nous trouvons alors. Les critiques, les reproches, les conseils bien intentionnés, les remarques plus ou moins inspirées des uns et des autres pour nous « aider », voire nos propres efforts pour nous « redresser », sont souvent comme les coups de marteau assénés sur un bout de métal froid : ils ont tendance à nous ajouter d'autres bosses, pour un résultat plutôt douteux. Je bosse, tu bosses, il bosse… nous sommes tous cabossés !

Pour guérir, pour changer vraiment, il nous faut du feu, symboliquement parlant. Le feu est un apport d'énergie. Cet apport nous permet alors de changer d'état. Nous ne vibrons plus à la même fréquence qu'avant : quelque chose en nous s'intensifie, s'accélère, perd de sa dureté, de sa rigidité et de sa lourdeur. Et soudain une transformation devient possible sans brutalité. Tout en douceur et en fluidité.

D'ailleurs, vous avez tous une connaissance intuitive de ce que j'évoque là. Par exemple, que ce soit le parent qui s'adresse à son enfant, un conférencier à une salle ou un commercial à son client, vous savez bien que si l'on commence par « chauffer » son interlocuteur, par établir un lien « chaleureux » avec lui, par le détendre et l'ouvrir, les propos qui lui seront adressés auront beaucoup plus de chances d'exercer sur lui l'influence souhaitée. Inversement, le même discours à froid ne rentrera pas ou provoquera au contraire des résistances.

On peut appliquer ce principe de manière plus consciente, plus délibérée, plus intense, avec par conséquent des résultats encore plus probants. Comment ?

Les arts vénusiens et la chaleur de l'amour

Je peux par exemple œuvrer à élever de plus en plus la température de mon cœur, pour liquéfier les sentiments de rancune, de haine ou de colère froide qui se sont gelés et durcis en moi. De quelle manière ? En pratiquant ce que j'appelle les « arts vénusiens », par opposition aux arts martiaux : Mars, dieu de la guerre ; Vénus, déesse de l'amour. Pratiquer les arts vénusiens, c'est cultiver toutes les qualités et vertus qui développent et réchauffent le cœur : l'empathie, la compassion, la gratitude, le pardon, l'amour, la gentillesse, la bonté, la douceur, l'écoute bienveillante, etc.

Prenez une vertu apparemment aussi simple, voire banale, que la gratitude, qui est en réalité une vertu méconnue, essentielle, et d'une formidable puissance : faites-en une pratique quotidienne, entraînez votre cœur à se répandre en remerciements dès votre réveil, développez votre capacité de reconnaissance jusqu'à englober progressivement même les contrariétés, même les moments difficiles et les épreuves de la vie.

Vous verrez que cette gratitude va allumer dans votre cœur une modeste bougie pour commencer, une petite flamme encore fragile, mais qui – si vous persévérez – va devenir un feu nourri, puis un véritable brasier intérieur, capable de faire fondre les zones les plus froides et les plus endurcies de votre cœur. C'est un art vénusien d'une efficacité inestimable. À sa douce chaleur, même nos « bosses » les plus grosses finiront par fondre à la longue. Voilà un premier feu auquel vous pouvez vous exposer sans aucun risque, mais dont vous ne soupçonnez sans doute pas les transformations qu'il peut apporter à terme dans votre existence.

Et l'amour, vertu vénusienne par excellence ? Le regretté Stephen Covey[1] soulignait avec raison qu'aimer est un verbe. Ça veut dire quoi ? Un verbe est quelque chose d'actif, c'est un acte qu'on pose. Ce n'est pas quelque chose de passif qu'on attend, qu'on espère ou subit. Autrement dit, on peut décider d'aimer, vouloir aimer. On n'a pas à attendre passivement que l'amour nous visite, ni qu'on tombe amoureux. On peut attiser soi-même les feux de l'amour, souffler délibérément dessus pour les amplifier. D'autant que l'amour ne se limite pas au sentiment amoureux, loin de là : il est beaucoup plus vaste et riche que cela. Qu'est-ce qui nous empêche de nous entraîner jour après jour à exprimer notre amour non seulement à nos proches, mais aux autres, à la vie, aux animaux, aux arbres et aux fleurs, au soleil et aux étoiles, à la beauté, aux déserts et aux océans, etc. ?

Il ne s'agit plus seulement d'apprécier ces choses-là, de manière passive et à moitié consciente. Il s'agit d'intensifier consciemment cet élan naturel, d'attiser activement cette flamme jusqu'à ce qu'elle se fasse plus forte et plus constante. L'amour devient alors un véritable yoga, une pratique spirituelle en soi, comme dans le *Bhakti-Yoga* de l'Inde. On peut charger ses regards d'amour. On peut transmettre de l'amour par ses mains à chaque chose qu'on touche dans la journée. On peut insuffler de l'amour dans sa voix, dans ses paroles. Si vous invitez consciemment le feu de l'amour à animer vos actes, vos sentiments et vos pensées, jusque dans les détails les plus anodins du quotidien, sa chaleur ne va cesser d'augmenter en vous, et vous ne tarderez pas à voir se transformer sous son action tout ce qui vous résistait jusque-là.

1 Lire notamment son best-seller mondial, vendu à plus de vingt millions d'exemplaires, et traduit dans quarante langues : *Les 7 habitudes de ceux qui réalisent tout ce qu'ils entreprennent,* First, 2005.

On dit qu'on « tombe » amoureux, parce que c'est généralement quelque chose qui nous arrive, qui nous tombe dessus sans l'avoir décidé… aussi agréable cela soit-il, par ailleurs ! Mais on peut aussi « s'élever » en amour, décider, choisir d'aimer : pas au sens « amoureux » classique du terme, bien sûr, mais au sens noble ou spirituel, comme un art de vivre à développer progressivement, l'art de nourrir de plus en plus en soi ce feu puissamment transformateur.

Choisissez l'art vénusien qui vous correspond le mieux et faites-en une pratique quotidienne : vous verrez alors votre température intérieure augmenter sous le feu de l'amour, et cette énergie vous permettra de redonner à votre moi cabossé par la vie la forme plus harmonieuse qu'il avait à l'origine ou à laquelle vous aspirez. À terme, rien ne résiste à la chaleur du cœur. Jusqu'ici, nous avons beaucoup compté sur le mental, sur la compréhension, l'intellect, pour changer en nous ce qui ne nous convenait pas, mais son action n'est vraiment utile que si elle touche le cœur, que si elle attise notre flamme, comme l'air attise le feu.

Élever notre niveau d'énergie physique

Il n'y a pas que dans votre cœur que vous pouvez alimenter un feu transformateur. Dans le corps aussi. Il est possible de toucher jusqu'à votre propre matière, vos cellules, ainsi que les racines profondes de vos mémoires et de votre psyché. Quels sont les outils, les méthodes qui permettent d'élever le niveau d'énergie du corps ? Ils sont nombreux et l'on en trouve notamment un large éventail dans les traditions religieuses et spirituelles qui visent justement la transformation totale de l'être humain, jusqu'au plus profond.

Il y a évidemment l'alimentation, pour commencer : il existe aujourd'hui un grand nombre de régimes (végétarien, végétalien, etc.) qui élèvent notre niveau vibratoire, comme ont pu le constater ceux qui ont fait un jour le choix conscient de trouver une manière de se nourrir qui leur assure le meilleur fonctionnement physique et psychique. Curieusement, alors qu'il ne viendrait à l'idée de personne de mettre n'importe quel carburant dans son véhicule, *a fortiori* dans une voiture de course ou un avion de chasse, la conscience du rôle d'une nourriture saine pour aider notre organisme à « carburer » de mieux en mieux reste sous-développée en nous, y compris parfois chez les sportifs de haut niveau. Cela tient sans doute à ce que cet organisme prodigieux qui est le nôtre arrive à faire des exploits, même avec une alimentation médiocre, là où un engin mécanique en serait incapable.

À long terme, toutefois, un mauvais carburant alimentaire abaisse notre niveau d'énergie : il nous affaiblit, nous ralentit, nous refroidit, mais de manière si progressive que nous ne nous rendons pas compte de cette baisse préjudiciable. Par analogie, mal manger, c'est comme mettre un bois de mauvaise qualité dans son poêle : il dégagera peu de chaleur, tout en produisant beaucoup de cendres. Une mauvaise alimentation fait pareil : peu d'énergie, beaucoup de déchets, voire des toxines qui encrassent nos canaux.

Moralité : prendre le temps de conscientiser et de réviser votre alimentation, jusqu'à trouver ce qui donne à votre corps le fonctionnement énergétique optimum est une décision cruciale, qui va non seulement vous donner plus de tonus physique, mais qui va également changer votre niveau de conscience et rendre plus faciles les changements que vous souhaitez entreprendre aux plan affectif, mental et spirituel. Je connais plusieurs psychothérapeutes qui recommandent désormais à leurs clients des modifications de leur alimentation destinées à élever leur niveau vibratoire, leur « température » intérieure, pour favoriser leur évolution sur le plan émotionnel et mental. Tout est lié : changez d'énergie physique, et vous aurez aussi une autre énergie psychique, vous développerez un état de conscience plus élevé.

Dans le même ordre d'idées, le jeûne – s'abstenir de manger – est aussi un moyen formidable et puissant pour élever votre niveau d'énergie, qu'il convient de pratiquer sous une guidance éclairée. Non seulement il modifie votre énergie physique, mais il assainit aussi vos pensées et affûte votre conscience ! Le jeûne est un feu capable de brûler ce qui doit être éliminé de votre corps : il peut guérir certaines maladies tout en favorisant des prises de conscience profondément transformatrices. Ce n'est pas sans raison que, sous diverses formes, il fait partie intégrante de la plupart des religions. Avec le jeûne, c'est une forme d'auto-combustion que vous mettez en place qui, elle aussi, va favoriser la transformation du « métal » dont vous êtes fait.

Parallèlement à l'alimentation, la respiration est un autre puissant instrument de transformation, comme en témoignent les exercices respiratoires préconisés par les traditions d'Orient et d'Occident. Leur pratique régulière va littéralement attiser votre feu intérieur – aucune combustion n'est possible sans air – et favoriser une transformation qui peut toucher tous les plans : physique, affectif, mental et spirituel. La respiration consciente est tellement puissante, à vrai dire, que pratiquée n'importe comment, de manière excessive et non contrôlée, elle peut faire des dégâts, voire nous « brûler » intérieurement.

Un de mes amis en a fait la cruelle expérience voici trente ans : il voulait justement éveiller ce que les Orientaux nomment la *kundalini*, cette énergie de feu lovée au bas de la colonne vertébrale, dont l'ascension peut ouvrir les chakras ou centres nerveux subtils de l'être humain. Il s'est mis à faire tous les jours des exercices intensifs trouvés dans un livre, sans aucune guidance. Un jour, le feu a pris en lui, littéralement ! Il s'est senti brûler de l'intérieur, de bas en haut. Il a ensuite passé les trois semaines suivantes dans sa baignoire, à ne plus supporter aucun autre contact que l'eau sur sa peau… et à se demander s'il allait passer le restant de ses jours à mariner ainsi comme une sardine. Par chance, son état « inflammatoire » a fini par se résorber et il a pu progressivement retrouver une existence normale. Les Indiens et les Tibétains évoquent toutefois des cas où les malheureux qui avaient ainsi joué aux apprentis sorciers n'ont jamais pu revenir à leur état normal.

Le feu est une énergie très puissante qu'il faut donc manier avec précaution, de préférence à petites doses, progressivement, le temps de laisser notre organisme s'y habituer. La plupart des pratiques spirituelles authentiques visent à favoriser cette augmentation progressive de notre niveau d'énergie sur tous les plans, pour pouvoir remodeler le métal dont nous sommes faits, ou encore pour permettre cette alchimie intérieure, cette transmutation du plomb de nos limites et faiblesses, en or de nos qualités et de nos forces.

Incendie spontané

Il arrive cependant que cette transformation s'opère de manière beaucoup plus rapide et radicale. Certaines personnes, par exemple, vivent ce que le docteur Stanislav Grof[2] et son épouse Christina nomment une « émergence spirituelle ». Il s'agit d'une sorte d'éveil spirituel spontané qui survient sans que la personne l'ait désiré, parfois sans même qu'elle connaisse l'existence de tels états. C'est comme si, tout à coup, elle recevait une dose d'énergie tellement supérieure à la normale qu'elle accédait aussitôt à un autre état de conscience plus large, à une compréhension beaucoup plus élevée d'elle-même et de la vie : du jour au lendemain, tout change ! Paradoxalement, l'expérience peut être assez difficile à vivre pour qui n'y est pas préparé, d'où le réseau d'écoute que les Grof ont créé à cet effet aux États-Unis[3] pour les personnes concernées. Son équivalent en France est celui mis en place par l'INREES[4], qui concerne un large éventail d'expériences, dont ces émergences spirituelles spontanées.

Au cours d'une émergence spirituelle, c'est un peu comme si vous étiez plongé subitement dans un feu d'une telle intensité que le changement d'énergie s'opère en très peu de temps, entraînant une transformation à la fois rapide et profonde de votre être et de votre manière de vivre. On pourrait voir là une sorte d'initiation – de baptême du feu ! – spontanée.

2 Psychiatre d'origine tchèque, ayant émigré aux États-Unis, le docteur Grof a passé cinquante ans de sa vie à explorer la conscience humaine dans toutes ses dimensions. Ses travaux lui ont valu le prix de la Fondation Dagmar et Vaclav Havel qui récompense une fois par an l'œuvre de toute une vie, au service de l'humanité.

3 SEN : Spiritual Emergency Network.

4 INREES : Institut national de recherche sur les expériences extraordinaires. Il publie notamment la revue *Inexploré*, que je recommande. Site internet : http://inrees.com/

Les initiations qui existaient autrefois dans diverses cultures, et qui perdurent dans certaines, visaient d'ailleurs à propulser l'individu – notamment à la puberté – dans un état de conscience élargi, afin de lui procurer une expérience de première main des réalités spirituelles, profondément transformatrice, plutôt qu'il se contente de croire celle des autres. Ceux qui les dirigeaient utilisaient aussi bien le jeûne que la privation de sommeil, la douleur physique ou encore diverses plantes pour provoquer ces états potentiellement modificateurs. Bien utilisés et bien encadrés, les états de conscience élargis ainsi provoqués pouvaient initier chez ceux qui les vivaient un cheminement intérieur qu'ils poursuivraient ensuite patiemment, jusqu'à pouvoir retrouver ces états par eux-mêmes, sans aucun artifice extérieur.

Après le feu, *l'eau froide*

La métaphore du métal et du feu souligne donc que certaines transitions dans la vie, certains changements auxquels nous aspirons, notamment intérieurement, ne peuvent se faire qu'à la condition de s'exposer à une source d'énergie suffisante, ou de l'accumuler en soi d'une manière ou d'une autre. Il faut arriver à porter le métal dont nous sommes faits à la température où il deviendra malléable à souhait. Cela implique le choix d'une discipline appropriée, mise en œuvre dans la durée.

Mais cette analogie ne dit pas que cela. Elle indique aussi qu'après avoir acquis sa forme nouvelle, grâce à la chaleur du feu, le métal est ensuite plongé dans l'eau froide, pour retrouver sa température d'origine. Et renforcer sa dureté du même coup. S'il reste chauffé à blanc, s'il refroidit trop lentement, le métal peut facilement être à nouveau déformé avant d'avoir atteint l'état où il sera résistant aux coups, aux changements non souhaités, l'état auquel il pourra conserver la nouvelle forme qu'il a acquise.

Quelle leçon peut-on en tirer pour soi-même, par analogie ?

Une leçon essentielle, en réalité, trop souvent ignorée ou négligée : l'importance de l'intégration, de la redescente, du retour à la normale. C'est une étape cruciale dont dépend la réussite *durable* du changement. Prenez le voyage du héros, symbole universel de toute transformation intérieure. Le héros part de chez lui, il va généralement aider trois personnages en chemin qui deviendront plus tard ses alliés au moment crucial. Il va ensuite affronter des épreuves terribles, au cours desquelles il peut mourir et, lorsqu'il aura vaincu ses ennemis et surmonté tous les obstacles, il accédera au trésor, à la récompense promise.

Mais est-ce que son périple s'achève là ? Non, bien sûr. Il n'en a fait que la moitié, il n'a parcouru qu'une demi-portion du cercle : il lui reste à boucler la boucle et à revenir chez lui. Il doit ensuite rapporter à la maison, aux siens, les trésors qu'il a conquis de haute lutte. Et c'est parfois encore plus difficile que la première partie ! Comment revenir chez soi, après avoir vécu une telle aventure ? Comment faire comprendre à ses proches, parents et amis, ce par quoi l'on est passé et de quelle manière on en a été complètement transformé ? Comment leur rendre accessibles les richesses qu'on rapporte ? Après les épreuves de l'aller l'attendent les épreuves du retour. Après l'épreuve du feu, de la dilatation, de la chaleur qui permet la transformation, voici l'épreuve du froid, de la rétraction, du durcissement. Le retour à la normale.

Ce n'est pas tout de vivre une transformation par le feu, d'atteindre des états intérieurs élargis – mentalement, émotionnellement et/ou physiquement – d'acquérir une compréhension nouvelle, une plus grande capacité d'aimer, une plus grande liberté intérieure : encore faut-il arriver à les garder durablement, à les intégrer à sa vie quotidienne, à les recondenser en soi.

Dans la frénésie du monde moderne, dans notre rythme de vie insensé, sous le règne illusoire du « tout, tout de suite », c'est généralement l'étape la plus mal gérée. Par exemple, dans divers ateliers de développement personnel, où l'on sait effectivement mettre en œuvre des outils qui vont chauffer à blanc les participants et leur permettre de vivre des expériences fortes et potentiellement transformatrices, on les renvoie parfois chez eux sans les avoir préalablement « refroidis ». C'est un peu comme si on les avait emmenés jusque dans les nuages, dans les hauteurs éthérées et ensoleillées, et qu'on les lâchait là : charge à eux de redescendre ensuite tout seuls ! Faute d'être raccompagnés jusqu'en bas, beaucoup font une redescente assez brutale dans les trois semaines qui suivent. Boum ! Bienvenue sur terre. C'est très brutal. Du coup, ils n'arrivent pas à conserver ce qu'ils pensaient avoir compris et acquis. Résultat ? Hop, on refait un nouveau stage ! On remonte ! Un bon moyen de fidéliser la clientèle... mais certainement pas la manière adéquate d'induire un changement durable. Sans compter que ce travail bâclé finit par discréditer ce genre de méthodes et d'outils, alors que c'est bien la *manière* dont ils sont mis en œuvre qui devrait être critiquée.

Transformation 2 : *le retour*

La boucle de la transformation n'est bouclée que lorsqu'on est revenu à son état de départ. Si l'on nous a accompagnés pour la première moitié, il faut aussi nous raccompagner pour le retour. C'est notamment à cela qu'on reconnaît un guide valable et expérimenté.

Après un jeûne – comme le savent tous ceux qui en ont fait – le retour à une alimentation normale est crucial : mal géré, il peut faire perdre le plus gros des bénéfices de l'opération. Au terme d'une psychothérapie, la manière dont celle-ci prend fin, dont le thérapeute et son client se séparent, est elle aussi essentielle : en dépend la façon dont le client va pouvoir poursuivre sa vie seul, en intégrant au mieux tout ce qu'il aura acquis en chemin.

Plus la transformation est importante, profonde et radicale, plus il est nécessaire de réussir soigneusement l'épreuve finale du retour à la normale, du refroidissement. Dans la métaphore du métal et du feu, la plongée dans l'eau glacée est brutale, soudaine. Dans les réalités humaines, cependant, cette phase-là est souvent mieux illustrée par le refroidissement du verre qui vient d'être façonné par un souffleur : cette baisse de température doit ici impérativement se faire *très lentement*, au risque de briser le verre fraîchement soufflé. Les souffleurs de verre disposent donc d'une sorte de « four à l'envers » dont la fonction est de refroidir (et non de chauffer) très progressivement les pièces qui y sont disposées, pendant plusieurs jours !

De manière analogue, dans les initiations des Yuroks (tribu d'Amérindiens du nord de la Californie), par exemple, après avoir réussi à s'associer les bonnes grâces d'un esprit de la nature – au terme d'un jeûne sec très exigeant, doublé de prières en hutte de sudation – celui qui revenait dans sa tribu y était étroitement encadré durant dix jours, jusqu'à s'assurer qu'il avait pleinement intégré les richesses spirituelles reçues et qu'il parvenait à retrouver le cours normal de sa vie, au terme de cette importante transformation. Dix jours ! Pas quelques minutes, ni même quelques heures. Qui s'accorde un tel temps d'intégration dans notre société speedée ?

La transition, le retour à la maison après un stage transformateur, est un moment difficile pour un grand nombre de participants qui n'y sont pas assez préparés. Les impératifs de temps et d'argent de notre mode de vie moderne rendent compliquée la mise en place de ce processus de descente et d'intégration, pourtant si nécessaire. En avoir conscience, au moins à titre personnel, peut permettre de se donner à soi-même le temps et l'espace dont on a besoin pour bien intégrer ce que l'on a vécu, que ce soit dans une retraite, un stage, au cours d'un jeûne ou d'un autre processus de transformation conséquent. Cela permet également de pouvoir prévenir son entourage que le retour à la normale prendra un peu de temps, qu'il exigera un « sas » adéquat. Si vous ne savez pas de quel sas exactement vous avez besoin, je vous suggère d'appliquer une règle de proportionnalité : aussi longue aura été la préparation, ou aussi intense la transformation vécue, aussi longue devra également être l'intégration consécutive.

Est-ce à dire que la plongée brutale dans l'eau froide, avec le refroidissement subit et le durcissement qui l'accompagne, n'existe pas dans notre vie intérieure ? Si, la vie s'en charge parfois, lorsqu'elle nous met face à des événements difficiles juste après avoir connu des instants de grande élévation et dilatation intérieure : ça jette un froid ! C'est alors l'occasion de consolider ce qu'on a reçu, de vérifier la résistance de ce que l'on a acquis. Après le baptême du feu, la douche froide ! Mais il vaut mieux faire preuve d'une grande prudence avant de vouloir soi-même imposer ce genre de douche écossaise à autrui, si l'on veut que ce processus lui soit bénéfique, comme pour le métal qui durcit, et non préjudiciable, comme pour le verre qui se brise. Alors, à moins que la vie ne vous l'impose, ou que vous ayez affaire à l'un de ces rares forgerons des âmes capables de savoir à qui faire vivre ce processus sans danger, il vaut mieux opter pour une intégration lente et bien accompagnée.

Les grandes *forges de la vie*

Ce chapitre ne serait pas complet si nous n'abordions pas pour conclure un dernier feu auquel il est rare qu'échappe une vie humaine. Je veux parler du feu de la souffrance. Car la souffrance aussi est un feu : un feu subi, c'est entendu, mais un feu néanmoins profondément transformateur, lui aussi. Dans les grandes forges de la vie, il semble que cette dernière fasse essentiellement appel à deux feux complémentaires. Le feu de l'amour, d'abord, le plus grand, le plus puissant qui soit : ce feu qui nous dilate, qui nous transporte et nous transforme, ce feu qui est capable de nous consumer sans nous brûler, jusqu'à toucher à l'essence même de la vie, ce feu que toutes les traditions spirituelles nous invitent à allumer délibérément en nous, pour qu'il nous révèle notre nature profonde et première, qui est de même ordre.

Le second de ces deux feux est donc celui de la souffrance, qui se décline en douleurs physiques, en chagrins du cœur ou en peines mentales, dans tout un éventail de formes et d'intensités. Feu redoutable que celui-là, auquel tous nous préférerions échapper, mais qui nous rattrape cependant malgré tout (et malgré nous), à divers moments de notre existence, et à des degrés différents pour chacun à chaque fois. Reconnaître dans la souffrance un feu potentiellement transformateur, savoir l'accueillir en conscience, être capable de l'utiliser pour sa propre alchimie intérieure, faute de pouvoir s'y soustraire, c'est un art éminemment difficile qu'a admirablement décrit Christiane Singer dans son ultime livre, *Derniers fragments d'un long voyage*[5] :

« Ma dernière aventure. Deux mois d'une vertigineuse et déchirante descente et traversée. Avec surtout le mystère de la souffrance. J'ai encore beaucoup de peine à en parler de sang-froid. Parce que c'est cette souffrance qui m'a abrasée, qui m'a rabotée jusqu'à la transparence. Calcinée jusqu'à la dernière cellule. Et c'est peut-être grâce à cela que j'ai été jetée pour finir dans l'inconcevable. Il y a eu une nuit surtout où j'ai dérivé dans un espace inconnu. Ce qui est bouleversant, c'est que quand tout est détruit, quand il n'y a plus rien, mais vraiment plus rien, il n'y a pas la mort et le vide comme on croirait, pas du tout.

Je vous le jure. Quand il n'y a plus rien, il n'y a que l'Amour. Il n'y a plus que l'Amour. Tous les barrages craquent. C'est la noyade, l'immersion. L'amour n'est pas un sentiment. C'est la substance même de la création. »

La souffrance est un feu qui finalement conduit à l'autre : elle brûle tout, sauf l'amour, parce que ce dernier est feu lui aussi. Je suis pour ma part profondément reconnaissant à Christiane Singer, même si elle n'est pas la seule, de nous avoir offert ce témoignage, de nous avoir montré qu'on peut même apprendre à utiliser ce feu-là, plutôt que de le subir passivement en maudissant le ciel et la terre. Il n'y a pas de fatalité. Tout peut être transformé, transmuté.

Cette métaphore d'une richesse que je ne prétends pas avoir épuisée ici nous incite donc à travailler avec le feu sous toutes ses formes, avec sa lumière, avec sa chaleur, avec sa puissance capable à terme de tout transformer. Vous voulez changer ? Vous voulez passer à une autre étape de votre existence ? Vous voulez transformer durablement certaines choses dans votre vie ? Trouvez le moyen d'élever votre niveau d'énergie dans tous les plans. Il faut de l'énergie pour changer la glace en eau. Il en faut aussi pour transformer l'eau en vapeur. Pour passer de l'état solide à l'état liquide, de l'état liquide à l'état gazeux, puis à l'état igné encore

5 *Derniers fragments d'un long voyage*, Christiane Singer, Albin Michel, 2007.

au-dessus, à chaque fois une dose supérieure d'énergie est requise. Il en va de même dans notre vie intérieure, quand il s'agit de passer des états les plus denses, lourds, lents, matériels, aux états les plus élevés, les plus subtils, les plus intenses.

Cultivez le feu en vous, de toutes les manières possibles, sur tous les plans. Cherchez-le dans les aliments, cherchez-le dans le souffle, attisez-le dans votre cœur, illuminez-en vos pensées, embrasez-en votre corps ! Rien ne lui résistera. Il pourrait même vous propulser dans l'espace...

Chapitre 5

La fusée dans l'espace : tout donner pour changer

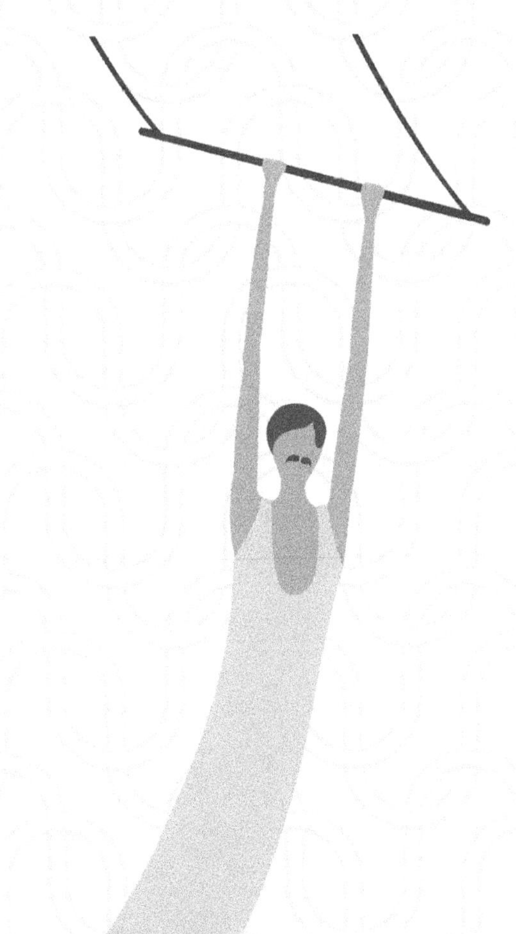

Le métal qu'on plonge dans le feu y *accumule* de l'énergie, et c'est grâce à cette lente accumulation qu'il va progressivement atteindre l'état où il sera possible de le changer, de le transformer. Le processus qui nous intéresse maintenant, avec la manière dont on lance une fusée dans l'espace, est d'une certaine manière l'inverse du précédent. En effet, ce qui compte ici, c'est la façon dont va être *consumé* le carburant nécessaire à l'envol...

La télévision reste pour moi irrémédiablement liée aux premiers pas de l'homme sur la Lune, puisque c'était pour voir cet événement historique que mon père avait acheté notre premier téléviseur noir et blanc en 1969. Pour les générations plus récentes, ce sont les images en couleurs des lancements de la navette spatiale américaine qu'évoquera sans doute la métaphore que nous abordons ici. Chacun son époque...

Les fusées qui allaient sur la Lune étaient constituées de trois étages. Seul le dernier, la capsule spatiale, atteignait effectivement le sol lunaire. Le deuxième restait en orbite autour de la Lune, jusqu'à ce que la capsule y revienne, puis se chargeait du voyage de retour vers la Terre.

Le premier étage, qui était le plus volumineux, n'effectuait que la distance dérisoire qui sépare la surface de la Terre de la limite de l'atmosphère, soit un peu plus d'une dizaine de kilomètres : une miette comparée à la distance de la Terre à la Lune ! Ce premier étage ne servait en effet qu'à fournir à la fusée la formidable impulsion nécessaire pour l'arracher à l'attraction terrestre. Une fois sortie de son champ gravitationnel et lancée à pleine vitesse, la fusée parcourait ensuite tout le reste du trajet avec infiniment moins d'énergie.

Qui n'a jamais vu les images de ce premier étage des fusées spatiales se détachant quelques minutes seulement après le décollage ? Aujourd'hui, quand une navette est lancée dans l'espace, ce sont les deux énormes réservoirs latéraux qui jouent ce rôle primordial : fournir d'un seul coup, en moins de trois minutes, la puissance suffisante pour contrer et dépasser la force gravitationnelle qui cloue cet engin au sol, afin de le mettre en orbite où il pourra ensuite rester indéfiniment.

Une analogie courante, mais plus riche qu'on ne le croit

L'image de la fusée qu'on envoie dans l'espace est si parlante qu'elle sert souvent d'analogie dans le langage quotidien, comme vous l'avez certainement déjà constaté au bureau, en famille ou ailleurs : « mettre un projet en orbite », « s'arracher à la pesanteur des habitudes », « faire décoller son entreprise », etc. C'est très évocateur.

En nous intéressant ici à *comment* s'effectue ce décollage, cette mise en orbite, on peut toutefois aller encore un cran plus loin. Car la première grande clé de cette belle métaphore, c'est justement la *manière* dont est consumée la quantité impressionnante de carburant que la fusée emporte avec elle. Elle n'est pas distillée à petit feu pendant des heures, comme dans les avions qui sillonnent longuement le ciel (mais qui ne sortent jamais de l'atmosphère terrestre). Elle est dépensée rapidement d'un seul coup, toute sa puissance phénoménale est libérée en deux minutes trente chrono, comme l'illustre ce déluge de flammes et de fumée qui entoure le décollage, toujours aussi spectaculaire. Ce n'est qu'à cette condition qu'elle parvient à opposer à la pesanteur terrestre une force suffisante pour que la fusée lui échappe.

Posez-vous la question : n'y a-t-il pas certains changements, certaines transitions dans notre vie à nous, que l'on ne peut réussir qu'en recourant à la même stratégie, au même processus ? Personnellement, il m'en vient aussitôt plusieurs à l'esprit.

La force d'inertie *des habitudes*

Quel obstacle rencontrez-vous immanquablement quand vous voulez changer quelque chose à votre vie ? L'habitude ! On parle d'ailleurs de la force de l'habitude, ce qui est assez éloquent. Cette force-là est une force d'inertie, de résistance. Je voudrais changer, mais la pesanteur des habitudes tend à me clouer au sol, à me maintenir dans ce que j'ai toujours fait, dit ou pensé. J'aimerais arrêter de fumer, manger plus sainement, reprendre l'activité physique, je voudrais arrêter de me plaindre, ne plus être aussi susceptible ou savoir dire non : mais voilà, des mois ou des années de mauvaises habitudes me maintiennent aujourd'hui dans les ornières bien profondes des comportements que j'aimerais changer.

Comment passer de l'envie à l'action, et de l'action à la réussite ? En s'inspirant de la fusée, justement, c'est-à-dire en déployant une énergie considérable durant un temps limité. En mettant le paquet. En donnant tout. Aux deux minutes trente nécessaires au décollage de la fusée, je peux par exemple faire correspondre une durée souvent utilisée dans les programmes de transformation personnelle : vingt-et-un jours. Diverses études médicales et psychologiques soulignent en effet qu'un cap est franchi au bout de trois semaines, et que le changement ainsi initié se maintient ensuite plus facilement. Lancement réussi !

Concrètement, cela veut dire que je me fixe une durée précise (par exemple, trois semaines) et que je prends l'engagement d'utiliser *toute* l'énergie, *toutes* les forces intérieures dont je dispose, durant ce laps de temps, pour m'arracher à mes vieilles habitudes et atteindre l'orbite (le nouveau pli) que je me suis fixée. Pendant toute la durée en question, j'y vais à fond, je ne tolère aucune relâche, aucune exception à ma nouvelle règle, aucune retombée dans mes habitudes d'avant. Je tiens bon. Je suis intransigeant, inflexible. Je maintiens ma poussée, mes efforts, à tout prix.

Il vaut mieux en faire un peu trop que juste pas assez… et se voir retomber peu de temps après au point de départ, en ayant perdu tout le bénéfice des efforts déployés. Quel est le but de ce déchaînement d'énergie ? Franchir un seuil, un cap : dès qu'on est sorti de la pesanteur terrestre, on passe à autre chose. C'est comme franchir un col en montagne : l'ascension est terminée, de l'autre côté ça redescend, ça demande moins d'énergie. Donc, pas question de baisser les bras tant que ce seuil critique n'est pas franchi et que le risque de retomber dans ses vieux travers est encore présent.

Imaginez, par exemple, que vous vouliez reprendre l'activité physique, après avoir arrêté pendant longtemps. Vous recommencez le jogging par exemple. Ou vous vous inscrivez à un club de remise en forme où vous pouvez utiliser toutes sortes d'engins pour le cardio, la musculation, etc. Si vous y allez une fois de temps en temps, vous avez toutes les chances de vous décourager rapidement. Vous serez vite essoufflé, vous n'aurez aucune résistance, vous vous trouverez nul, vous en ressortirez peut-être plus mal qu'en entrant. Pareil la fois suivante, car trop de temps se sera écoulé entre deux séances et vous aurez ainsi perdu tout l'élan accumulé la fois d'avant.

En revanche, si vous décidez de vraiment « relancer la machine », en vous engageant à pratiquer cette activité au moins trois fois par semaine durant trois ou quatre semaines d'affilée, quoi qu'il advienne, alors vos efforts concentrés durant cette durée vont finir par vous arracher à votre inertie physique, remettre de l'huile dans les rouages, et vous constaterez bientôt que vous allez vous entraîner avec plaisir, que c'est devenu à la fois facile et agréable, alors que c'était pénible et déplaisant jusque-là.

De même, si vous désirez arrêter de fumer, ce sont les premières semaines qui seront les plus difficiles, qui exigeront de votre part le plus de force de volonté pour vous arracher à votre dépendance et sortir de l'attraction qu'elle exerce sur vous. Durant ce laps de temps-là, il est impératif de ne pas baisser la garde, de ne pas relâcher la pression, de vous refuser à « retomber » dans vos vieilles habitudes. Tenez bon ! Vos efforts vont finir par payer et vous serez passé à une vie plus saine.

Tout changement dans nos habitudes, tout passage à un niveau de fonctionnement supérieur exige de vaincre nos résistances intérieures, ce qui ne peut se faire qu'au prix d'une dépense d'énergie au moins égale à celle de notre inertie. C'est un combat intérieur qu'il faut livrer et qui n'autorise aucun relâchement avant d'avoir été définitivement remporté.

Vous devez *sentir* que vos efforts ont abouti et que quelque chose a résolument changé en vous : le savoir viscéralement. Et ce n'est qu'à ce stade-là que vous pouvez baisser les gaz et adopter votre vitesse de croisière, plus réduite, avec l'assurance que la nouvelle habitude ainsi acquise va désormais perdurer.

La métaphore de la fusée s'applique à toutes les transitions, à tous les changements qui nous mettent face à une résistance importante qu'il n'est possible de vaincre qu'au prix d'une combustion aussi intense que rapide de toutes les énergies et ressources à notre disposition.

Lancement d'un projet

Dans le monde de l'édition que je connais bien, on estime aujourd'hui disposer d'environ trois mois pour réussir le lancement d'un livre. Trois mois pour que le livre décolle, pour qu'il sorte du lot, pour qu'il trouve sa place et ses lecteurs. Au-delà de ces trois mois, avec plus de 200 titres qui paraissent chaque jour, ce livre est déjà « vieux » (!), les journalistes n'en parleront plus, les libraires l'auront retiré des vitrines ou des tables de présentation, voire carrément des rayons.

Pour l'éditeur, donc, il ne s'agit pas de communiquer par petites touches, par-ci par-là, de passer une pub occasionnelle et de diluer son temps, son énergie et ses moyens financiers sur une durée illimitée. Au contraire, pour les ouvrages auxquels il croit, il faut que durant quelques semaines tout le monde en parle : les médias, internet, la radio, la télévision. Il faut concentrer toutes les dépenses publicitaires, les déjeuners de presse, les interviews, etc., sur une durée très limitée. Le décollage d'un livre – comme celui d'un film d'ailleurs – obéit exactement au principe de la fusée, comme chacun peut le constater en voyant défiler sur toutes les émissions radio et télé les mêmes auteurs ou acteurs, venus mettre toute leur énergie au service de ce lancement.

De Bill Gates à Yves Saint-Laurent, l'histoire regorge aussi d'exemples de personnages qui ont su à un moment réaliser de formidables lancements, voire de vrais coups de bluff, en allant jusqu'à dépenser parfois l'argent qu'ils n'avaient même pas, jouer le tout pour le tout, et ainsi parvenir à sortir du lot, à réussir leur percée et prendre leur place parmi les étoiles. Il y a un temps pour la prudence et l'économie ; il y a aussi un temps pour l'audace et la débauche de moyens.

Obtenir une promotion

De manière analogue, si vous voulez gravir un échelon dans votre carrière, qu'il s'agisse d'obtenir une promotion si vous êtes salarié, ou de franchir un nouveau cap dans le développement de votre activité indépendante, il est souvent nécessaire de s'inspirer du modèle de lancement de la fusée.

Il faut pour cela bien calculer votre coup, parvenir à évaluer assez précisément quelle dépense de temps et d'énergie il va falloir entreprendre, et surtout sur quelle durée, pour réussir à atteindre le seuil supérieur. Une mauvaise estimation pourrait en effet entraîner un burn-out, ratant le passage espéré à une orbite supérieure. Selon le poste visé, ou selon le but que vous vous êtes fixé, la phase de décollage peut en effet prendre de quelques mois à deux ou trois ans, si nécessaire. Mais même s'il vous fallait raisonnablement prévoir trois années pendant lesquelles vous « mettrez la gomme » pour réussir ce lancement, le fait de savoir que cette durée est circonscrite, que vous aurez certes des journées plus longues ou moins de vacances pendant un temps donné (et non indéfiniment), vous permet d'envisager de réussir cette transition en évitant et de retomber et de vous griller.

Ensuite, il s'agit de vous donner les moyens physiques, la force mentale et morale de mettre le paquet pendant la durée évaluée, jusqu'à ce que l'objectif soit atteint, en sachant qu'une fois ce nouveau seuil franchi, la situation changera. Celui qui a obtenu sa promotion a des personnes sous ses ordres sur qui il peut compter et en partie se reposer : son rôle, ses responsabilités, son emploi du temps ne sont plus les mêmes qu'au poste précédent (son salaire non plus !). Tout se rééquilibre à nouveau, mais à un niveau plus élevé. Vous travaillez davantage qu'à votre poste précédent, mais pas autant que durant la phase de transition où vous avez déployé une somme d'efforts très au-dessus de la moyenne, afin d'atteindre le stade supérieur. Idem pour l'autoentrepreneur ou l'indépendant qui, en ayant franchi un nouveau cap dans son activité, récolte les fruits de son labeur, dispose de plus de fonds pour pérenniser ce qu'il a mis en place et passe ainsi à un fonctionnement différent de l'étape d'avant.

À chaque fois, la phase de lancement ne dure qu'un temps, même – encore une fois – si ce temps peut aller jusqu'à plusieurs mois, voire deux ou trois ans.

Une deuxième *grande leçon*

La métaphore de ce chapitre comprend une deuxième leçon aussi importante que la première, si vous voulez pouvoir pleinement profiter de ce schéma transformateur qu'elle nous propose.

Au terme de la phase de lancement de la fusée, le rythme de combustion d'énergie n'est plus du tout le même ! Il chute considérablement, il se normalise. L'objectif a été atteint et vous pouvez vous y maintenir à faible coût, avec une dépense modérée de carburant.

C'est ce qu'illustrait à merveille un vieux livre de science des années cinquante que j'avais découvert, enfant, chez mon grand-père. On y trouvait deux dessins sur une page. Sur le premier, on voyait un petit wagon de marchandises sur des rails, derrière lequel six hommes poussaient de toutes leurs forces. La légende précisait : « Lorsque le wagon est arrêté, il faut l'énergie de six hommes pour le mettre en mouvement. » Au dessin suivant, le même wagon n'était plus poussé que par un seul homme. Et la légende disait : « Une fois le wagon en mouvement, il suffit d'un homme pour conserver sa vitesse et le garder en mouvement. » Six fois moins d'énergie pour poursuivre sa route que pour s'arracher à l'immobilité !

C'est l'ignorance de cette différence, de ce rapport considérable entre énergie de décollage ou de mise en mouvement, et énergie de maintien en orbite (ou de la vitesse acquise), qui décourage beaucoup d'entre nous d'entreprendre le moindre changement dans notre vie. En effet, si je me dis qu'il va me falloir dépenser indéfiniment la même force qu'il m'a fallu pour entamer un changement, j'en conclus aussitôt que c'est impossible, que c'est au-dessus de mes forces, que je vais m'épuiser à la tâche. Et du coup, je n'essaie même pas ou je renonce très rapidement.

Non ! Le rythme ne restera pas éternellement le même ! Il faut le savoir et s'appuyer sur la connaissance et l'utilisation consciente de ces deux étapes complémentaires. Oui, je peux m'investir totalement dans un changement *pendant une durée restreinte*, parce que je sais qu'au-delà j'aurai vaincu l'obstacle, j'aurai atteint un nouvel état, un nouvel espace où je vais pouvoir poursuivre mon avancée à bien moindre coût.

La métaphore du lancement de la fusée dévoile toute sa richesse de sens à partir du moment où l'on identifie clairement ses deux phases successives, ainsi que l'utilisation totalement différente de nos ressources qu'il s'agit d'appliquer durant chacune d'elles, que ces ressources soient énergétiques, physiques, mentales ou autres.

Une analogie, un outil pour chaque situation

Pour clore ce chapitre, rappelez-vous que le processus mis ici en évidence s'applique à certains changements, à certaines transitions seulement, parmi tous ceux et celles auxquels vous pouvez être confrontés dans votre vie privée ou professionnelle. C'est à vous de déterminer, face à une situation donnée, quel exemple dans la nature ou quel principe dans le monde de la technologie peuvent vous servir de modèle et d'inspiration pour réussir la transformation que vous voulez entreprendre.

Faites preuve de discernement et fiez-vous à votre intuition, en ayant l'assurance que, quelle que soit la situation que vous affrontez, il en existe un équivalent dans la nature, que la Vie avec un « V » majuscule y a déjà été confrontée sous une forme ou une autre, dans un règne ou un autre, et qu'en allant déchiffrer son grand livre, vous pourrez ainsi profiter de la grande sagesse qu'elle déploie partout, pour qui sait ouvrir les yeux.

Chapitre 6

Le solstice d'hiver : les étapes paradoxales du changement

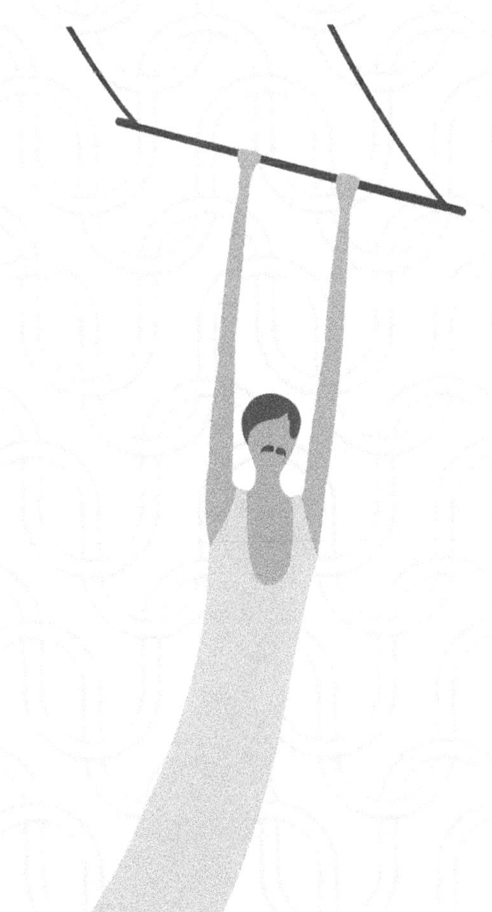

Avez-vous déjà appris un alphabet étranger (arabe, grec, russe) ? Il y a à chaque fois un moment assez magique où les signes sur la page – que leur caractère indéchiffrable faisait plutôt ressembler à du graphisme qu'à de l'écriture – deviennent subitement lisibles, forment un mot, un signifiant, quelque chose qu'on peut comprendre et traduire dans sa propre langue ! Une nouvelle dimension apparaît derrière le tracé sur le papier : un sens se révèle.

Chose amusante, d'ailleurs : il est impossible de revenir en arrière. Une fois qu'on sait lire dans une langue, on ne peut plus retrouver l'appréhension purement graphique qu'on avait jusque-là de cet alphabet. On tend même à ne plus voir les lettres elles-mêmes pour ne discerner à travers elles que le sens qu'elles ont la charge de véhiculer.

Vous verrez qu'on éprouve quelque chose d'analogue les premières fois où un phénomène naturel, que l'on a vu maintes et maintes fois, nous révèle soudain le sens – ou tout au moins un sens – dont il est porteur. Vous aurez l'impression d'acquérir un nouveau langage et d'accéder du même coup à toute une dimension insoupçonnée du monde qui vous entoure. Certains fâcheux ne verront là que projections de l'esprit humain sur la nature… mais on pourrait aussi bien inverser leur hypothèse et considérer que c'est l'esprit humain qui est une projection de la nature… parmi d'autres !

Le solstice d'hiver fait justement partie pour moi de ces phénomènes longtemps observés qui sont soudain devenus mots, paragraphes et leçons vivantes.

Que se passe-t-il donc aux alentours du 21 décembre (la date varie un peu), chaque année? Même les enfants le savent. Le soleil atteint l'un de ses deux extrêmes, par rapport au plan de l'équateur. La journée est la plus courte de l'année, et par conséquent la nuit la plus longue. Autrement dit, le soleil franchit un cap ce jour-là. À dater du solstice d'hiver, la durée du jour va recommencer à croître, jusqu'à atteindre son maximum au solstice d'été suivant. Dès le 22 décembre, donc, les jours s'allongent. Mais avez-vous déjà entendu quelqu'un s'exclamer le 22, le 25 ou même le 31 décembre: « Ah! Ça y est! Les journées commencent à être plus longues. » Moi pas. La différence est en effet imperceptible, au niveau visuel. On *sait* que le solstice est franchi, mais on ne le *voit* pas. En général, c'est seulement vers la fin janvier que l'on se met à entendre ce genre de remarques, c'est-à-dire plus d'un mois après l'instant où le changement véritable a eu lieu.

Est-ce qu'il fait plus chaud pour autant, maintenant que la durée d'exposition quotidienne au soleil augmente? Non. C'est même généralement tout l'inverse: février est presque toujours le mois le plus glacial de l'année, sous nos latitudes. On gèle! On est au cœur même de l'hiver, dans les gelées, les grands froids, avec de la neige parfois jusqu'en plaine. Et quand se met-il à faire résolument plus doux? Pas avant la mi-mars, le plus souvent. Soit encore plus d'un mois après le moment où l'on a senti le jour et la luminosité augmenter.

Trois étapes

La métaphore du solstice d'hiver met donc en évidence un processus de changement en trois étapes majeures:

- Première étape: le 21 décembre, date à partir de laquelle le soleil entame sa lente remontée. C'est là que le changement est initié, déclenché.

- Deuxième étape : un bon mois plus tard, on en distingue visuellement les effets au niveau lumineux seulement. Il fait jour plus longtemps, il y a davantage de soleil, mais le froid continue de s'accentuer et l'hiver de battre son plein.
- Troisième et dernière étape : encore un bon mois, voire un mois et demi plus tard, il commence à faire meilleur, les températures remontent, le printemps s'installe.

Ces trois étapes se retrouvent aussi dans un certain nombre de changements qu'il nous est donné de vivre, d'où l'intérêt de déchiffrer ce qu'elles ont à nous apprendre, pour pouvoir mieux vivre certaines de nos transitions.

Quelle est la particularité de ces transitions-là ? C'est d'abord que, malgré la décision prise, malgré l'impulsion donnée, rien ne semble bouger : aucune transformation n'est visible. Pire, même : quelque temps après, les choses semblent paradoxalement aller encore *plus mal* qu'avant. Au lieu d'avoir le bénéfice immédiat de l'impulsion transformatrice qu'on a déclenchée, la situation donne plutôt l'impression de s'aggraver, de se compliquer. Au point, parfois, de nous faire croire qu'on a fait le mauvais choix, qu'on a pris la mauvaise décision, et d'avoir envie de tout arrêter, de revenir en arrière. Voyons-en quelques exemples.

La lumière *révélatrice*

Puisque le solstice d'hiver correspond à la naissance du nouveau soleil[1], le premier exemple qui me vient à l'esprit est justement le moment où un individu décide d'entamer une démarche spirituelle, autrement dit de faire grandir sa propre lumière intérieure.

Si vous prenez cette décision, elle correspond à un 21 décembre intérieur : à dater de ce jour, votre vie prend une nouvelle direction, vous vous y êtes

1 Nouveau soleil : *No-El*, ce n'est pas un hasard si l'on a mis la naissance du Christ, symbole d'une nouvelle lumière spirituelle, à cette époque de l'année.

engagé. Bien souvent, cependant, votre existence ne va pas changer du jour au lendemain. La décision a beau être fermement prise, vous n'avez pas l'impression d'être plus avancé, ni d'y voir beaucoup plus clair... Et pourtant. Pourtant, une lumière grandit doucement en vous, symbole d'une nouvelle compréhension des choses. Mais il vous faudra un certain temps avant de prendre conscience de cette luminosité plus forte dans votre vie intérieure : l'évolution se fera si doucement, si progressivement qu'elle ne sera pas aussitôt perceptible.

Et ce n'est pas tout ! Quand, enfin, vous commencerez à y voir plus clair dans votre vie, ce sera tout d'abord pour découvrir – ô horreur ! – tout le ménage qu'il y a à faire dedans ! C'est comme si vous aviez vécu toutes les années précédentes dans une pièce plongée dans l'obscurité : le désordre qui y règne, la poussière et les saletés qui s'y sont accumulées étaient imperceptibles à vos yeux. Et voilà que quand la lumière se fait, la première chose qui crève les yeux, c'est l'étendue du désastre, de la crasse, du chaos intérieur ! Tu parles d'un cadeau ! C'est une véritable douche froide.

Je m'imaginais que la quête spirituelle allait faire de moi quelqu'un de meilleur, de plus beau, plus lumineux... et voilà qu'au contraire l'éclairage nouveau qu'elle jette sur ma vie me donne l'impression d'être nul, ni fait ni à faire, une vraie catastrophe ambulante. Quelle désillusion ! Désillusion : c'est curieux comme ce mot a une connotation négative, alors qu'il signifie littéralement la perte de ses illusions. Perdre ses illusions – aussi agréables étaient-elles – est une bénédiction pour celui qui entame un cheminement spirituel, puisque, de fait, il devient un chercheur de vérité. Mais, c'est vrai, la pilule est parfois un peu amère à avaler (le même principe s'applique d'ailleurs aux étapes du processus thérapeutique).

Donc, j'ai bien un début de lumière et de compréhension dans ma vie, mais ce que je distingue au début me refroidit, me décourage. Adieu mes illusions chéries ! Maintenant que je vois vraiment l'état des lieux, sans faux-semblants, il faut que je traduise ma compréhension en actes, que je me retrousse les manches, que je me mette au travail. Et comme les deux morceaux de bois que l'on frotte l'un contre l'autre, c'est ce passage à l'action, cette mise en pratique de ce que j'ai commencé à comprendre, qui va finir par me réchauffer, c'est-à-dire par toucher aussi mon cœur, mes sentiments : je vais petit à petit prendre plaisir à ce travail spirituel, je vais m'en réjouir, je vais ressentir en moi que ça commence à me faire du bien.

Trois étapes : le solstice, la luminosité qui augmente, la chaleur qui croît. Idem en soi : premièrement la prise de conscience et la naissance d'une vocation spirituelle, deuxièmement la compréhension qui se développe, et troisièmement seulement, le cœur qui se dilate et se réchauffe à son tour.

En réalité, dans la nature, le processus ne s'arrête pas là. Il se poursuit, car la chaleur permet ensuite la floraison des arbres, le développement du feuillage, puis le mûrissement des fruits, jusqu'au moment de la récolte. Dans la vie intérieure aussi, à ces premières étapes succèdent également une floraison intérieure et – si l'on poursuit patiemment sa tâche comme les feuilles de l'arbre – on pourra un jour goûter au fruit mûr et savoureux de ce travail sur soi. Les premières étapes sont donc les plus difficiles, puisqu'on a l'impression de reculer, d'aller plus mal qu'avant. Une fois franchie cette étape paradoxale, qui n'est un recul qu'en apparence, les suivantes se succèdent avec une logique plus fluide dont on voit clairement l'évolution.

Quand ça s'aggrave *avant d'aller mieux*

La métaphore du solstice d'hiver s'applique également à merveille dans le domaine médical où elle permet de mieux comprendre – là aussi – les phases paradoxales que peut comporter le processus de guérison, c'est-à-dire la transition de la maladie à la santé. Je précise que c'est surtout vrai quand cette guérison est mise en œuvre de manière naturelle et qu'elle vise à atteindre les causes profondes de la maladie, et non quand on prend des médicaments dans le seul but de masquer au plus vite des symptômes superficiels, sans rien changer en profondeur, ce qui ne guérit pas vraiment et aggrave à terme les problèmes existants.

Suite à une consultation homéopathique, par exemple, il est courant que le patient commence par voir tout d'abord ses symptômes *s'aggraver* quand il entame le traitement ! S'il n'a pas été dûment informé de ce paradoxe par son médecin, il peut en conclure hâtivement que le remède n'est pas le bon et cesser de prendre ses granules. Difficile, en effet, d'imaginer que la transition de la maladie vers la santé commence par une amplification des symptômes mêmes ayant conduit à consulter !

Cela se comprend mieux si l'on sait que le déclenchement de certaines pathologies correspond en réalité à l'amorce du processus d'auto-guérison du corps. Un organisme saturé de toxines, par exemple, est un corps malade, même si l'on n'en a pas conscience : il est ralenti, il est fatigué, il fait de son mieux pour compenser une hygiène de vie déficiente (mauvaise alimentation, manque d'exercice, etc.), mais il est loin d'avoir un fonctionnement optimum. Pour se guérir, votre corps peut donc tantôt déclencher une fièvre qui, en élevant votre température intérieure, va combattre les microbes présents, tantôt provoquer un rhume ou un eczéma, réaction d'élimination qu'on nomme alors à tort « maladie ». Sachant cela, le thérapeute qui comprend comment fonctionne la nature va accompagner ce processus d'auto-guérison du corps, favoriser le nettoyage et l'élimination en cours, ou encore gérer la fièvre sans la combattre : du coup, les symptômes peuvent effectivement s'aggraver dans un premier temps, puisqu'ils sont le signe que votre corps cherche à retrouver une pleine et véritable santé.

On retrouve cela aussi dans la pratique du jeûne. Tous ceux qui y ont recours, sous la conduite d'un thérapeute, pour se soigner ou pour faire une bonne détoxication du corps vous le diront : ce sont les trois premiers jours les plus difficiles ! Le jeûne commence par provoquer des réactions déplaisantes – nausées, sensation de froid, fatigue, maux de tête, etc. – qui peuvent là encore décourager le jeûneur mal informé ou non accompagné. En réalité, ces symptômes signifient seulement que le corps a commencé son grand nettoyage : c'est un peu comme quand vous faites le ménage chez vous, que vous déplacez les meubles, que vous faites la poussière et que ça vous fait tousser, que ça met tout sens dessus dessous jusqu'à ce que tout soit propre et bien rangé.

De même, l'adoption d'une nouvelle alimentation, fût-elle autrement plus saine que celle que vous aviez jusque-là, a toutes les chances de commencer par vous faire subir nombre de désagréments, car votre corps s'était habitué à votre ancien régime, même s'il était loin d'être optimal. Votre décision d'aller vers une nourriture plus adaptée à votre corps va paradoxalement commencer par vous rendre patraque, le temps pour votre organisme d'opérer les adaptations et changements intérieurs que vous lui permettez.

Dans chacun de ces exemples, toutefois, si vous persévérez, si vous ne laissez pas cette déplaisante deuxième phase - qui correspond symboliquement au mois de février glacial de notre métaphore - vous décourager, vous ne tarderez pas à observer une évidente amélioration, profonde et tangible, qui n'a rien à voir avec le camouflage de symptômes dont une certaine médecine est devenue la championne.

Trois étapes, là aussi : d'abord la décision de consulter, ensuite la compréhension des erreurs que vous avez commises ayant entraîné votre état, doublée d'une aggravation momentanée des symptômes, et enfin la véritable amélioration, c'est-à-dire la guérison.

C'est l'un des mérites du livre *Le langage de la guérison* de Jean-Jacques Crèvecœur (voir la bibliographie p. 143), d'avoir mis en évidence ce processus thérapeutique paradoxal dont l'incompréhension a conduit plus d'un médecin bien intentionné à combattre ce qui est en réalité l'amorce d'une guérison, et plus d'un patient mal informé à arrêter trop tôt un vrai traitement de fond, ayant pour premières conséquences une double dose d'inconfort !

J'aime beaucoup cette métaphore du solstice d'hiver, parce qu'il me semble important de comprendre que, dans divers cas, les efforts que nous entreprenons pour améliorer notre vie, notre état ou notre situation, peuvent avoir cet effet contraire, pour commencer : la connaissance de ce processus permet alors de composer intelligemment avec, au lieu de se méprendre sur ce qu'il signifie, de se décourager et de renoncer.

Dans une société qui fait le culte de l'immédiateté – largement favorisé par l'accélération des communications rendue possible par internet – cette métaphore a aussi l'immense mérite de nous réconcilier avec le temps, de nous apprendre à composer avec lui, à nous en faire un allié, plutôt qu'à le combattre, à vouloir tricher avec… et à le payer cher par la suite. Combien de fois le temps qu'on croit avoir gagné est ensuite perdu au décuple ? Oui, un traitement symptomatique procure un soulagement immédiat et permet de reprendre vite le travail… mais en passant à côté des causes profondes, il prépare à notre insu une pathologie plus lourde qui peut nous immobiliser des semaines ou des mois.

Politique : le drame du court terme

Si l'on passe maintenant à l'échelle collective, on constate que le même processus s'applique aux transitions qui ne concernent plus l'individu, cette fois, mais la société dans son ensemble. Diverses réformes profondes et essentielles – par opposition à des mesures démagogiques superficielles sans effet durable – ne peuvent être mises en œuvre qu'en sachant qu'elles commenceront par avoir un effet apparemment aggravant sur la situation à laquelle elles doivent à terme remédier. Du fait de cette aggravation prévisible, soit les dirigeants lucides mais frileux ne les mettent pas en œuvre, soit ils se lancent quand même courageusement, le plus souvent pour se retrouver en proie à une levée de boucliers, voire à l'arrêt forcé des réformes mises en œuvre, parce que le public concerné ne comprend pas que l'amélioration souhaitée et promise ne puisse intervenir que dans un *second* temps. Compte tenu de la durée très courte des mandats politiques, au regard du temps nécessaire pour réaliser de véritables changements à l'échelle d'une société, « l'effet retard » qui caractérise le solstice d'hiver est finalement un formidable obstacle à la guérison de divers maux sociaux dont tout le monde se plaint. « Ça commencera par aller plus mal, avant que ça aille mieux » est un discours politique qui n'assure généralement pas une réélection...

La méconnaissance de ce processus paradoxal a pour fâcheuse conséquence, à l'échelon individuel comme à l'échelle collective, qu'en faisant obstacle à un traitement nécessaire – mais initialement désagréable – l'on pérennise et l'on aggrave les maux en présence, jusqu'au moment où la gravité de la situation nécessitera de recourir aux grands moyens, avec généralement beaucoup plus de souffrances à la clé. La maladie qu'on aurait pu juguler aisément, moyennant un inconfort de durée limitée, se mue en pathologie grave avec traitements lourds et hospitalisation. Les difficultés sociales qu'il était possible de résoudre intelligemment, en acceptant une phase de transition pénible mais circonscrite, font place à des conflits radicalisés, à des émeutes et à un « traitement de choc » pour en sortir.

L'allégorie du solstice d'hiver a donc beaucoup à nous apporter au plan pédagogique pour faire comprendre et accepter, là où c'est opportun, la nécessaire traversée d'une phase d'aggravation, avant d'atteindre le printemps espéré et l'amélioration voulue. Bien entendu, revers de la médaille, on ne peut exclure que certains l'utilisent avec mauvaise foi pour justifier des maux engendrés par des mesures réellement inefficaces ou nuisibles. Une fois encore, seul le développement du discernement peut nous permettre de faire la distinction entre les deux.

Et si le changement était déjà derrière nous ?

Il existe encore une autre application très intéressante de cette belle métaphore dont je suis fan. C'est celle qui consiste à prendre conscience que, parfois, le changement que nous attendons de nos vœux – dans notre vie individuelle ou collective – est peut-être en réalité déjà *derrière* nous ! Comment est-ce possible ? C'est tout simple : si le changement véritable et premier est le solstice lui-même – c'est-à-dire le moment où l'on a eu une prise de conscience, où l'on a pris une décision, où l'on a imprimé une nouvelle direction à sa vie –, mais qu'il faut encore un certain temps avant que ce changement se manifeste au niveau lumière, puis au niveau chaleur… qui nous dit que cette impulsion première n'a pas déjà été donnée ? Que la transition n'est pas déjà en cours ? Qu'il ne suffit pas de faire preuve d'un peu de patience pour en voir les effets ? Et que l'aggravation actuelle de la situation n'est pas, elle aussi, le signe que les choses vont en réalité déjà dans le bon sens ?

Prenons un exemple concret qui nous concerne tous : la situation mondiale, aux niveaux politique, économique, sociale, écologique. À consulter les médias, il y aurait plutôt de quoi se faire un sang d'encre. Tant de choses qui vont mal ! Tant de problèmes qui s'aggravent ! Le chômage ? La pollution ? Les inégalités sociales ? Les tensions internationales et interreligieuses ? La crise ? La disparition accélérée des espèces ? Où voit-on de réelles améliorations ? Où y a-t-il de l'espoir, où perçoit-on une aube en vue ?

Et si, en réalité, nous étions en plein mois de février mondial, métaphoriquement parlant ? Et si une formidable impulsion au changement avait déjà été donnée, au cours des cinquante dernières années ?

N'observe-t-on pas déjà une nouvelle lumière dans de nombreux domaines ? Si, bien sûr ! Regardez le foisonnement de nouvelles théories, la progression incroyable des idées dans l'éducation, la médecine, l'agriculture, la psychologie, l'économie, la politique, etc. Pour ma part, à suivre cela depuis trente ans, je discerne là tous les germes de ce que pourrait être le monde de demain. Bien sûr, nous sommes nombreux à trouver qu'on parle, on parle, on parle, on écrit, on publie… mais que rien ne bouge. Ça ne change pas assez vite !

En êtes-vous si sûr ?

Je vous invite vraiment à jouer dans votre esprit avec cette idée : et si le changement était déjà amorcé ? Irrémédiablement amorcé, même ?

Et si nous vivions simplement les derniers soubresauts de l'hiver avant un nouveau printemps ? Les derniers tressaillements de l'Ancien Monde, avant l'émergence du nouveau auquel nombre d'entre nous aspirent ?

Je ne dis pas que c'est vrai. Je n'ai aucune certitude. Mais je me suis toujours refusé à voir les choses sous un seul angle : je me refuse à être un Cyclope ! Je trouve sain d'envisager une même situation sous deux éclairages différents. Sans trancher prématurément.

Voici quelques années, Jean-François Kahn avait rédigé un excellent article dans l'hebdomadaire *Marianne* où il soulignait que la plupart des grands sauts évolutifs de l'histoire ont été précédés d'une période plus ou moins longue de chaos. Il montrait qu'au cœur même de ces moments sombres, rares auraient été ceux à avoir pu imaginer le nouvel horizon qui allait bientôt être le leur. De manière analogue, dans son cocon, la chenille passe elle aussi par une phase de décomposition, de chaos intérieur total, dont personne n'imaginerait jamais que sortirait ensuite un papillon, si l'on ne l'avait déjà observé maintes fois auparavant. C'est toujours le même principe : une régression apparente peut en réalité être le prélude à une avancée significative. « Reculer pour mieux sauter », affirme le dicton.

Vous pouvez d'ailleurs élargir cette application spécifique de la métaphore du solstice d'hiver à d'autres domaines : dans votre vie privée, dans votre travail, dans d'autres types d'activité où vous êtes impliqué, dans tel ou tel secteur de la société dont l'évolution vous intéresse, se pourrait-il que le plus gros du changement soit déjà passé ? Que la graine ait été semée ? Qu'une nouvelle orientation ait déjà été imprimée ? Que ce ne soit plus qu'une question de temps avant de voir se manifester les améliorations souhaitées, passée la phase d'aggravation momentanée ?

Posez-vous sincèrement la question, domaine par domaine.

Les analogies, allégories et métaphores sont d'excellents remèdes à la pensée unique. Elles nous invitent à observer une même situation sous de nombreux angles différents, à lui appliquer plusieurs grilles de lecture, plutôt qu'une seule. Elles peuvent mettre en évidence certains aspects d'un problème à côté desquels on serait facilement passé autrement. Elles sont comme autant d'éclairages différents qu'on projette sur un même objet et qui en révèlent à chaque fois d'autres facettes, tout en en masquant certaines aussi. Nous avons tous certains plis de pensée un peu trop coutumiers, certaines ornières de réflexion dans lesquelles nous nous enfonçons spontanément, si nous n'y prenons garde. L'adoption même momentanée de tel ou tel filtre métaphorique peut vous aider à retrouver plus de souplesse mentale et donc à acquérir une plus grande liberté de pensée et une compréhension approfondie des choses.

Il est temps maintenant de quitter cette métaphore dont la dimension saisonnière vous invite justement à n'en faire qu'un usage momentané et bien choisi, et dont le caractère cyclique est une excellente transition vers celle qui suit...

Chapitre 7

La roue des réincarnations : mourir pour renaître

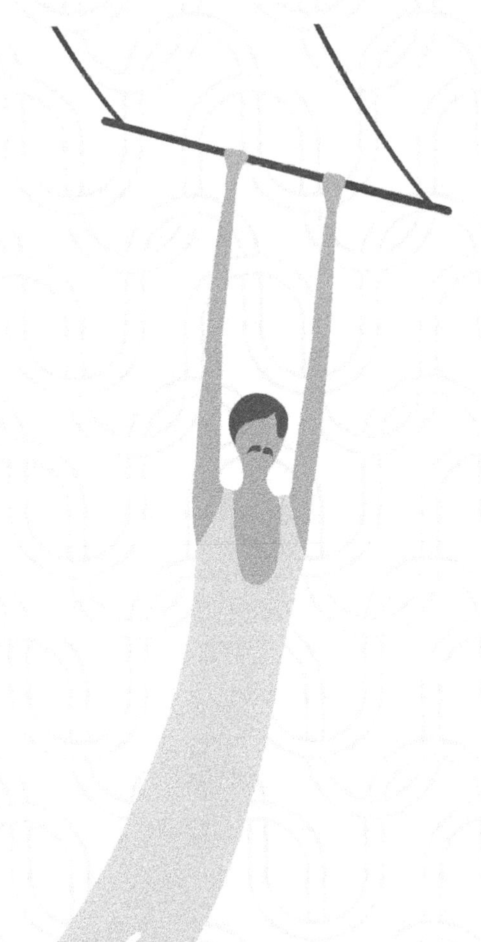

Parmi toutes les transitions que vous êtes susceptible de connaître au cours de votre existence, il en est une absolument incontournable, la plus importante de toutes : la mort. Ce livre ne serait pas complet s'il ne l'abordait pas. D'autant que la manière dont de nombreuses religions et traditions spirituelles représentent cette ultime transition – en Asie notamment, mais pas seulement[1] – à travers la notion de réincarnation, peut aussi être envisagée comme une métaphore très éclairante face aux autres changements que vous avez à traverser dans votre vie. Même pour celles et ceux d'entre vous qui ne croient pas en la réincarnation, ou qui ne se prononcent pas sur la question, le décodage symbolique de ce processus n'en reste pas moins très inspirant.

Rappel : que dit la théorie de la réincarnation ? En venant sur Terre, l'esprit humain s'habille d'un corps, il s'incarne dans telle ou telle famille et revêt une enveloppe de chair. Cette incarnation va être pour lui l'occasion de progresser (dans l'idéal !) sur son chemin d'évolution personnel. La Terre est souvent représentée comme une école où, en s'incarnant, l'âme humaine vient à chaque fois développer de nouvelles qualités.

Mais si l'esprit est éternel, la chair, elle, est périssable. Le corps va s'user, parfois s'abîmer, et de toute façon vieillir. L'âme se dépouille alors de ce vêtement de chair, comme on se défait d'un habit usagé : l'être incarné meurt. Son âme s'élève et retourne dans l'au-delà, dans le monde spirituel d'où elle est issue. Elle y séjournera plus ou moins longtemps selon les cas, avant de redescendre pour un nouveau tour, avant de se recondenser, en

1 Divers auteurs estiment par exemple qu'elle figurait aussi dans le christianisme des origines. On lit par exemple dans l'évangile de Matthieu, chap. 16, vers. 13-14 : « Jésus [...] demanda à ses disciples : qui dit-on que je suis, moi, le Fils de l'homme ? Ils répondirent : les uns disent que tu es Jean-Baptiste ; les autres, Elie ; les autres, Jérémie, ou l'un des prophètes. »

quelque sorte, et de reprendre forme humaine pour une nouvelle incarnation, dans une nouvelle famille, avec un nouveau corps. Puis une nouvelle mort interviendra, suivie d'un nouvel entre-deux et d'une nouvelle réincarnation. Et c'est ainsi que cette succession de naissances et de morts forme un cycle que l'on nomme la roue des réincarnations, cycle qui devrait idéalement avoir la forme d'une spirale ascendante, quand chaque renaissance contribue à l'expansion de l'âme et au développement des qualités latentes dont elle est porteuse.

La théorie de la réincarnation comprend de nombreux autres aspects qui font intervenir le karma (la loi de cause à effet), les moyens de sortir du *samsara*, de cette roue de la réincarnation, etc. Mais la description succincte ci-dessus suffit amplement à l'usage métaphorique que je vous propose d'en faire dans les pages qui suivent. Utilisé de manière allégorique, le cycle « naissance/vie sur Terre/mort/vie dans l'au-delà/renaissance/etc. » met en évidence que l'un des moyens de transition les plus formidables que la nature mette à la disposition de tout le vivant, nous y compris, c'est précisément l'art de savoir mourir pour mieux renaître.

« Si vous *ne mourez pas...* »

Dans notre société faustienne, parce que tellement matérialiste qu'elle en a perdu de vue les réalités spirituelles, la mort n'a pas bonne presse. Elle n'est pas considérée comme une étape normale, comme une composante à part entière de la vie (qui englobe et la naissance et la mort), mais plutôt comme une fin définitive : elle est ainsi devenue pour beaucoup quelque chose à vaincre à n'importe quel prix, fût-ce en vendant son âme. C'est l'ennemi à abattre.

Le droit de mourir dans la dignité est encore loin d'être acquis partout, comme le montrent les débats autour de l'euthanasie, notamment. L'acharnement thérapeutique n'a pas totalement disparu de nos hôpitaux, malgré les progrès des soins palliatifs. Et en dehors de l'existence purement humaine, un œil averti en trouve d'ailleurs des preuves criantes dans les excès d'une certaine archéologie par exemple, qui, à s'acharner à conserver la moindre trace du passé, fait obstacle au renouveau perpétuel de la vie, des cultures et des civilisations.

Sous des latitudes plus spirituelles que les nôtres, la mort - malgré le chagrin légitime qu'elle peut entraîner - est appréhendée plus sereinement. Elle est parfois même vue comme une véritable libération. En tous les cas, elle est perçue comme une transition vers une autre forme d'existence et, à ce titre, ne fait pas l'objet du déni, du rejet ou du combat qu'on observe trop souvent chez nous. Plus encore, elle devient une étape à laquelle on se prépare.

Comment ?

Notamment en apprenant à vivre d'autres formes de mort-renaissance tout au long de l'existence. Mourir à telle étape de sa vie qui est achevée, mourir à son ego limité, mourir à ses peurs et à ses doutes, mourir à ses attachements, à ses identités trop étriquées ; mourir à des dogmes et des croyances dépassés, bref, mourir à tout ce qui limite l'expression pleine et entière de ce qu'il y a de plus grand, de plus beau et de plus lumineux en soi. Mourir pour favoriser une renaissance, cette deuxième naissance que mentionnent les Évangiles, mourir pour naître d'eau et d'esprit, pour quitter la matrice limitée de la matière et accéder en conscience à toute sa dimension spirituelle.

« Si vous ne mourez pas, vous ne vivrez pas » affirme Jésus, invitant ainsi ceux qui le suivent à cette mort du vieil Adam en nous pour faire naître Christ en soi. D'une religion ou d'une tradition à une autre, les noms et les symboles changent, bien sûr, mais cette idée de la nécessité de mourir à une certaine dimension de son être pour faire naître et émerger une dimension supérieure se retrouve dans toutes.

L'ange de la mort

Lorsque j'ai traduit et publié *Les Quatre Accords toltèques* de Miguel Ruiz (voir la bibliographie p. 143), en 1998, j'ai été particulièrement interpellé par la manière qu'a cet auteur de parler de ce qu'il nomme l'ange de la mort. Chez nous, la Grande Faucheuse d'apparence squelettique, armée de sa grande faux, nous offre une symbolique particulièrement macabre de la mort. Qui aurait envie de s'y frotter avant l'heure ? Mais dans la bouche de Don Miguel, la mort apparaît sous les traits autrement plus séduisants d'un ange rayonnant de lumière, un ange qui est au service de la vie, puisqu'il ne cesse d'emporter à chaque seconde de chaque minute de chaque heure tout ce qui a fait son temps, tout ce qui appartient au passé, afin que la vie puisse continuellement se renouveler, que les cellules de notre corps se régénèrent sans cesse, qu'un nouveau printemps revienne inlassablement après chaque hiver.

Par contraste, il suffit d'imaginer une seconde ce que deviendrait le monde si l'ange de la mort cessait son œuvre régénératrice : si tout vivait éternellement, les végétaux, les animaux, les insectes, notre corps, tout ! La vie deviendrait impossible en très peu de temps, ce serait la saturation rapide, la surpopulation généralisée. D'ailleurs, chacun sait quand, dans notre corps, un groupe de cellules se met à croître sans aucune limite, comment l'on appelle cela : un cancer. Mieux vaut donc pour notre organisme que nos cellules meurent et soient continuellement remplacées. Il en va de même à tous les échelons du vivant.

Cette façon de parler de l'ange de la mort, et la manière de travailler avec lui que suggère Miguel Ruiz dans ses écrits, m'ont tellement convaincu à l'époque que je l'ai tout de suite mise en pratique. J'avais prévu de partir deux semaines au Mexique rencontrer Don Miguel, en 1999, et j'ai donc passé les mois précédant mon départ à adresser mes prières à cet ange de la mort, devenu pour moi le symbole vivant (!) des forces de destruction et de régénération à l'œuvre dans tout l'univers. Je lui demandais que ce voyage outre-Atlantique soit précisément pour moi l'occasion d'une mort-renaissance. J'avais le sentiment de stagner dans ma vie. Je sentais qu'il fallait que quelque chose change, qu'une vieille partie de moi meure pour qu'une autre puisse enfin naître, sans trop savoir laquelle exactement.

Au final, mes prières ont été exaucées au-delà de toutes mes espérances. Ce voyage a effectivement été un trajet aller simple : une part de moi est bel et bien morte là-bas, tandis qu'une autre y a vu le jour. À travers une expérience bouleversante de pardon que Miguel m'a fait vivre dès mon second jour à Teotihuacan, relatée dans un autre livre, j'ai vécu une véritable renaissance à l'amour. Je n'en ai pleinement mesuré tout l'impact que dans les mois et les années qui ont suivi, le temps que le nouveau moi né là-bas grandisse et atteigne sa maturité[2].

Se réconcilier avec la mort et les multiples formes qu'elle peut prendre à divers moments de notre vie avant l'ultime passage permet donc d'apprendre à « mourir en conscience » chaque fois que c'est le moyen le plus efficace d'achever une partie de sa vie et d'en entamer une nouvelle, plutôt que de s'accrocher désespérément à ce qui, de toute évidence, a fait son temps et n'a plus rien à nous apporter.

De l'Inde, l'Égypte et la Grèce antique à diverses cultures et pratiques actuelles, le processus de mort-renaissance a toujours fait partie intégrante des initiations et des grandes transitions de l'existence. Savoir mourir et renaître est souvent le moyen le plus radical et le plus rapide de changer, de se transformer, de se métamorphoser. Sans aller jusqu'à passer trois jours enfermés dans un sarcophage, nous pouvons nous aussi accéder à une nouvelle vie en faisant appel à ce symbole de l'ange de la mort qui pourrait prendre en Occident les traits de Thanatos ou Hadès (Pluton), ou encore ceux de Yama ou Shiva en Inde.

2 Cf. *Le Don du Pardon*, *op. cit.* Ce livre décrit ce voyage et le rituel que j'ai élaboré sur cette base, que transmettent aujourd'hui les Cercles de Pardon qui se multiplient en France et à l'étranger (www.cerclesdepardon.fr).

Plusieurs manières *de mourir et de renaître*

De façon apparemment plus anodine, mais pourtant profondément impactante si elle est bien menée, plusieurs séminaires de spiritualité ou de développement personnel offrent aujourd'hui l'occasion aux participants de vivre une confrontation avec la mort ou un processus de mort-renaissance. Stephen Covey, l'auteur de *Les 7 habitudes de ceux qui réalisent tout ce qu'ils entreprennent* (voir la bibliographie p. 143), proposait par exemple aux gens de se projeter à la fin de leur vie et de s'imaginer à leur propre enterrement. « Que souhaitez-vous que vos parents et amis disent de vous le jour de vos funérailles ? » leur demandait-il. « Qu'aimeriez-vous que l'on retienne de vous ? Que voudriez-vous avoir accompli ? Quel héritage voudriez-vous léguer aux générations futures ? » L'exercice en question a une double efficacité : d'une part, il nous invite (comme l'avait aussi fait Steve Jobs, le fondateur d'Apple, lors de son illustrissime discours à Stanford, visible sur YouTube) à prendre très au sérieux la réalité tout à fait certaine de notre mort à venir ; d'autre part, fort de ce constat et de cette évidence, de recentrer notre vie sur l'essentiel, autrement dit de mourir à tout ce qui est finalement secondaire, superflu, voire totalement inutile.

Un cran au-dessus, un autre exercice proposé en atelier consiste cette fois à dire aux participants de s'imaginer qu'ils vont mourir dans sept jours : qu'allez-vous faire de cette semaine qu'il vous reste ? À quoi allez-vous l'employer ? Adéquatement mis en scène – comme d'ailleurs certains rituels maçonniques – ce face-à-face avec l'éventualité de sa mort prochaine peut grandement faciliter le nécessaire lâcher-prise de tout ce qui n'est plus *vital* et un recentrage radical sur l'essentiel. Les participants peuvent littéralement laisser derrière eux une vieille peau, des préoccupations qui n'ont plus lieu d'être, des priorités qui n'en sont pas, pour libérer de cette gangue la part la plus quintessentielle et spirituelle de leur être, et lui donner une plus grande liberté de manifestation au quotidien, au lieu de se laisser engloutir par les exigences du seul monde matériel.

Enfin, à un stade encore plus radical, certains stages proposent cette fois au groupe d'imaginer être sur un navire qui va couler en très peu de temps[3]. Il n'y a de canots ou de gilets de sauvetage que pour une toute petite minorité de personnes. Chaque participant est invité tour à tour à convaincre les autres que sa vie à lui mérite d'être sauvée, plutôt que celle des autres, et à justifier pourquoi. Ensuite, tous votent pour déterminer quels sont les rares élus qui seront sauvés. Sauf à l'avoir vécu soi-même, on ne se doute pas à quel point une telle mise en scène est puissamment transformatrice, malgré le caractère totalement fictif de la situation. Chacun se prend totalement au jeu, comme s'il en allait vraiment de sa vie. L'enjeu vital de l'exercice conduit les participants à procéder comme l'ange de la mort qui sépare l'esprit éternel de sa forme périssable, c'est-à-dire à dégager ce qui est vivant, précieux, ce qui a de la valeur, ce qui est essentiel, de tout ce qui semble parfois si important, mais qui – face à l'échéance imminente de la mort – ne pèse subitement plus grand-chose.

Cycles petits et grands

Dans votre vie à vous, si vous aspirez à des changements radicaux, si vous souhaitez tourner la page d'une phase de votre existence pour en entamer une nouvelle, cette image de la succession cyclique des morts et renaissances peut vous inspirer et vous aider à mettre en œuvre ce processus, là où il pourrait s'avérer utile.

À quoi voudriez-vous mourir ?

3 Je précise que ces exercices sont proposés dans un contexte très encadré, par des professionnels dûment formés pour accompagner autrui dans un tel processus. Il n'est pas conseillé de se livrer n'importe comment à ce genre d'activités qui, de tout temps, ont toujours été sérieusement encadrées.

Qu'êtes-vous prêt à laisser s'éteindre en vous, pour que renaisse autre chose de meilleur, de plus juste, plus vivant, plus lumineux, plus épanouissant ?

Quelles anciennes habitudes, par exemple, gagneriez-vous à laisser mourir pour que d'autres plus adaptées à vos projets, à vos idéaux, puissent naître et se développer à leur place ?

Prenez un temps pour y réfléchir, pour sentir ce que ce processus de mort et renaissance pourrait vous apporter aujourd'hui dans votre vie.

Et pour inscrire vos envies de changement dans un cadre plus large, posez-vous aussi la question suivante : quels cycles mettre à profit pour opérer une mort-renaissance au moment le plus opportun ?

Des cycles, en effet, il en existe de nombreux dans l'univers, des grands comme des petits. Il y a bien sûr le cycle quotidien des jours et des nuits, qui s'apparente à une vie (la phase de veille) et une mort (le sommeil). Le cycle de la Lune joue lui aussi un rôle considérable sur notre planète, tant pour les marées, la végétation ou encore les menstruations chez la femme. On trouve dans de nombreux enseignements spirituels des recommandations sur l'art d'utiliser les phases de la Lune – Lune montante, pleine Lune, Lune descendante, nouvelle Lune – pour tantôt faire naître, croître et se développer en nous tout ce qu'il y a de meilleur, et tantôt pour faire décroître, s'éteindre et mourir tout ce qui a fait son temps. De manière analogue, un échelon au-dessus, le cycle des saisons peut lui aussi être mis à profit pour décider au printemps de semer de nouvelles graines en soi, à l'automne de récolter les fruits de son travail, ou en hiver de vivre une mort symbolique, avant un nouveau printemps.

À une échelle plus importante, tous les sept ans, selon diverses traditions, nous franchissons un cap dans notre vie : à 7 ans, on atteint l'âge de raison ; à 14 ans, c'est l'adolescence ; 21 ans était autrefois l'âge de la maturité et le reste dans certains pays ; 28 ans, cycle lunaire, est souvent considéré comme l'âge où l'on coupe un autre cordon ombilical qui nous relie encore à nos parents ; puis à 35, à 42, 49 ans et ainsi de suite, d'autres caps intérieurs sont aussi franchis. En avoir conscience permet d'utiliser ces moments-là pour vivre des morts-renaissances délibérées.

Certains cycles planétaires peuvent aussi nous servir de marqueurs pour vivre une transition : douze ans pour Jupiter, vingt-neuf ans pour Saturne, notamment, ou encore quatre-vingt-quatre ans pour Uranus, cycle qui se divise justement en sept ans pour chacun des signes du zodiaque.

Une étude sérieuse de l'astrologie (je ne parle évidemment pas des horoscopes des magazines de salle d'attente) peut vous permettre de connaître les grands cycles à l'œuvre dans votre existence, afin de pouvoir les utiliser en conscience, plutôt que de les subir. J'utilise personnellement l'expression de « météo stellaire » pour parler de la connaissance de ces cycles cosmiques auxquels notre vie, comme celle de tout le vivant sur Terre, est soumise. En effet, le navigateur qui connaît la météo peut tirer parti de tous les vents pour atteindre l'objectif qu'il s'est fixé et, de manière analogue, celui qui connaît les « vents stellaires » qui soufflent sur sa vie de telle à telle période saura mieux utiliser aussi bien les moments de calme plat que les tempêtes, pour garder son cap.

Dans le cycle des saisons, le printemps symbolise la naissance, et l'hiver la mort. Il en va de même pour tous les autres cycles petits et grands : ils ont tous un début, une naissance, et une fin, une mort. Mieux les connaître permet d'aligner les phases par lesquelles passe notre vie sur les courbes régulières qu'ils suivent, plutôt que de s'épuiser en vain à fonctionner à contretemps, à ramer à contre-courant.

Le bardo ou l'entre-deux

Dans le bouddhisme tibétain, le *bardo* – terme qui signifie transition, état intermédiaire – correspond à l'état entre deux vies terrestres. Le *Bardo Thödol* est d'ailleurs l'équivalent tibétain de l'*Ars moriendi* qui existait sous nos latitudes : un manuel du bien mourir, des instructions pour réussir ce passage dans l'au-delà, avant la réincarnation prochaine. La métaphore de la roue des réincarnations ne parle pas seulement de mort et de renaissance : elle suggère aussi qu'il y a un état intermédiaire entre les deux, de durée variable pour chacun, tantôt très courte, tantôt plus longue.

De manière analogue, les morts-renaissances que l'on peut vivre au cours de son existence comprennent aussi souvent cette phase d'entre-deux. On est déjà mort à quelque chose, à sa vie d'avant, à sa relation précédente, à son ancienne activité professionnelle ou que sais-je, mais on n'est pas encore « re-né » à ce qui suivra. On est dans le *bardo*, dans l'entre-deux vies. Savoir identifier cette étape intermédiaire et la gérer est une autre clé importante pour bien réussir un tel processus. D'ailleurs, il ne vous aura sans doute pas échappé que cette dernière métaphore présente des parallèles frappants avec plusieurs de celles que nous avons déjà vues, comme cela arrive souvent dans l'univers des symboles.

Premièrement, ce que j'appelle ici le *bardo*, l'entre-deux, évoque tout naturellement le sas, par exemple : la mort, l'état de non-vie terrestre, prend ainsi les allures d'un sas entre deux incarnations, où l'on est ni dans l'existence que l'on vient de quitter, ni dans la suivante. Associer l'image du sas à la mort me semble d'autant plus parlant que la naissance est elle-même la sortie de cet autre sas combien probant qu'est la grossesse. Oui, l'utérus a littéralement la forme d'un sas, puisque c'est effectivement le rôle qu'il remplit pour faire passer l'âme de l'au-delà, du monde subtil et invisible, à son existence incarnée. C'est dans le ventre maternel que l'âme va pouvoir revêtir sa « combinaison », son corps de chair, avant d'effectuer sa « plongée » dans le monde matériel. Et c'est cette même combinaison dont elle se défera au terme de son incarnation, en franchissant cette fois un autre sas dans l'au-delà, décrit en détail dans plusieurs traditions spirituelles.

Deuxièmement, cet état intermédiaire, le *bardo*, rappelle aussi le moment où l'on est « mort » au trapèze que l'on vient de lâcher, propulsé dans le vide intermédiaire, mais où l'on n'a pas encore attrapé le suivant, symbole de la nouvelle vie qui nous attend. Savoir lâcher prise ou savoir mourir, ce sont simplement des manières différentes d'évoquer un même processus.

Enfin, dernier parallèle, la métaphore de la roue des réincarnations rappelle bien évidemment les deux roues du double cycle de l'eau. L'âme qui quitte son corps pour s'élever avant de redescendre dans une nouvelle enveloppe de chair évoque aussitôt l'eau qui se détache d'un arbre et s'évapore pour rejoindre les nuages. Elle y restera un certain temps dans les hauteurs, avant de retomber comme eau de pluie et de trouver une nouvelle forme pour l'abriter et lui permettre de vivre une nouvelle existence, dans telle fleur ou tel animal qui l'auront absorbée. Et l'autre cycle, alors ? Celui qui passe par les profondeurs de la terre ? Certains ne manqueront pas de voir là le symbole d'une descente aux enfers, chez l'ami Hadès, la représentation d'un long et douloureux passage par son feu purificateur, avant que l'âme sortie de son purgatoire puisse enfin tenter une nouvelle chance en se réincarnant en surface.

Mais comme toujours, d'autres interprétations sont possibles. Ainsi, en changeant de point de vue, on peut considérer la voie souterraine comme étant justement celle qu'emprunte l'âme qui descend s'incarner : à travers ce passage dans la matière, avec sa densité et son opacité, l'âme va suivre un chemin de transformation dans l'épaisseur de l'incarnation, dont elle ressortira, à la mort du corps, avec un degré d'évolution supérieure.

En hiver, après avoir perdu toutes ses feuilles, l'arbre reste longtemps nu, apparemment mort, avant qu'un nouveau printemps fasse monter en lui une sève nouvelle et qu'il se mette bientôt à bourgeonner de toutes parts. De manière analogue, certaines des « morts » qui ponctuent notre chemin de vie – chômage, séparation, deuil, dépression, etc. – nous laissent aussi un certain temps dans cet état intermédiaire plutôt froid, dénudé, austère qu'il est important de savoir accueillir, comprendre et utiliser.

Prenez un instant pour repenser aux dernières grandes transitions que vous avez connues dans votre vie. Avez-vous senti, sur le moment, qu'une grande page de votre vie se tournait, qu'un chapitre s'achevait ? Avez-vous eu le sentiment de mourir à une partie de vous, tandis qu'une autre venait au monde et commençait à se développer ? Avez-vous connu cette période de *bardo*, cet entre-deux, entre ce qui venait de s'achever et ce qui allait bientôt naître ?

En identifiant dans votre passé la manière dont s'est déjà déroulée une ou plusieurs fois cette succession de mort-*bardo*-renaissance, en voyant – malgré le désarroi, la tristesse ou les difficultés qui les ont accompagnés – comment ces moments de transition vous ont finalement permis de progresser, de grandir, d'accoucher de parties de vous-même qui font votre richesse actuelle, vous aurez plus de facilité à aborder ce même cycle s'il se présente à nouveau dans votre existence, sous une nouvelle forme.

C'est au creux de cet hiver, dans cette mort apparente, que – souvent à notre insu d'ailleurs – dans les profondeurs de notre âme et du subconscient, nos forces se régénèrent et qu'une nouvelle sève s'élabore, en vue d'une renaissance, le moment venu. Dans le monde moderne, cependant, où les cycles naturels ont disparu, où il fait artificiellement jour la nuit, où le chauffage et la clim maintiennent toujours la même température, où les étals des magasins offrent les mêmes fruits et légumes toute l'année, où la jachère, le repos, tout ce qui est d'essence *yin*, passive, réceptive, lunaire, rétrécit comme peau de chagrin, c'est à chacun de nous individuellement de ne pas céder à ce déséquilibre, à ce refus de l'un des deux pôles de la vie, et à savoir se ménager ces moments de calme, de mort apparente, de repos (pas éternel !), de lâcher-prise, d'abandon aux forces souterraines et inconscientes, pour faire le plein des énergies que nous pourrons ensuite déployer à nouveau dans un nouveau cycle solaire.

À défaut, à ne pas s'accorder ces temps de régénération, ces moments qui ne sont passifs qu'en apparence, et donc à nous calquer sur l'activité incessante qui fait la marque du cancer, nous risquons de nous user jusqu'à la corde, de connaître un burn-out et autres conséquences douloureuses de nos excès. Nous vivrons alors un « hiver » plus rigoureux, une « mort » plus éprouvante... dont nous ne saurons généralement pas tirer intelligemment parti. La sagesse consiste donc à choisir et à utiliser cette alternance en conscience – activité/repos, vie/mort, dépense/ressourcement – plutôt qu'à la subir malgré soi.

Mort imminente...

Rien, sans doute, n'illustre avec plus de force le pouvoir transformateur d'une mort-renaissance que le phénomène qui s'en approche le plus et qui fait depuis quelques années l'objet de nombreux livres, documentaires et films : l'expérience de mort imminente (EMI), ou NDE en anglais (*Near Death Experience*). Aujourd'hui, ce sont en effet des milliers, sinon des dizaines de milliers de personnes qui ont vécu ce que l'on nomme une mort clinique : électrocardiogramme et/ou encéphalogramme plats. Le cœur a cessé de battre. Le cerveau n'est plus irrigué et ne fonctionne plus. Ces « quasi-morts » (*near death*), selon les cas, durent de quelques minutes seulement à parfois plus d'une heure. Puis, contre toute attente et toute logique médicale, le « mort » revient à la vie. Mieux : là où les médecins s'attendent à ce qu'il ne soit parfois plus qu'un légume, le cerveau étant resté trop longtemps non irrigué, ces personnes retrouvent toutes leurs facultés. Et même davantage.

Oui, davantage, car ce qui fait l'intérêt de ces EMI, ce sont les témoignages qu'en rapportent les personnes concernées, qui présentent d'étonnantes similitudes malgré leurs différences d'âge, de culture, d'appartenance religieuse, etc. La plupart d'entre elles reviennent à la vie métamorphosées. La lumière qu'elles ont vue de « l'autre côté », l'amour qu'elles ont perçu, la compréhension qu'elles ont acquise de la nature de l'être humain et de la finalité de l'existence humaine transforment à jamais leur manière de vivre. C'est comme si la conscience de notre nature intrinsèquement spirituelle, que la plupart d'entre nous ont perdu en s'incarnant, et que les pratiques des diverses religions et spiritualités visent à nous faire progressivement retrouver, leur était restituée d'un seul coup. Exit l'illusion de n'être qu'un corps voué à une mort certaine, suivie d'une plongée dans le néant ! De ce passage conscient[4] par l'état de *bardo*, par l'au-delà, l'entre-deux vies – appelez ça comme vous voulez – ces presque morts reviennent transformés : c'est une véritable renaissance, pour eux. Leur ancienne vie est terminée, morte et enterrée. La conscience nouvelle qu'ils ont acquise en quittant leur corps et en touchant au monde spirituel imprègne désormais leur quotidien d'une qualité dont elle était dépourvue auparavant.

Et ce n'est pas tout. Dans certains cas, comme celui très médiatisé d'Anita Moorjani[5], qui a fait l'objet d'un livre et de divers interviews visibles sur

4 Certaines personnes vivent une mort clinique sans en garder aucun souvenir, et n'en tirent donc pas le même bénéfice.

5 *Mourir pour vivre*, Anita Moorjani, Le Dauphin Blanc, 2012.

internet, cette mort imminente opère une métamorphose encore plus radicale. La NDE d'Anita n'a pas seulement transformé l'esprit de cette femme et son rapport à la vie et aux autres : il l'a également guérie d'un cancer incurable, à un stade tellement avancé (son corps était déjà en décomposition...) que les médecins lui donnaient moins de trois jours à vivre. Son cas a fait l'objet d'études dans le monde entier.

Anita Moorjani explique qu'au cours de cette mort imminente – qu'elle imaginait d'ailleurs définitive, vu l'état de son corps – elle a soudain réalisé que sa maladie était la cristallisation de toutes les peurs qui l'habitaient à chaque instant de la vie : peur de la mort, peur de la maladie, peur de la souffrance, de la solitude, de l'échec, de l'abandon, etc. Son cancer lui est apparu comme la matérialisation des peurs qui lui suintaient par tous les pores de la peau. Dans l'état de lumière et d'amour inconditionnel dans lequel elle baignait, elle s'est dit que si elle arrivait à conserver cette conscience-là une fois revenue dans sa dépouille ravagée par le cancer, peut-être que sa maladie disparaîtrait. Effectivement, contre toutes les attentes des médecins, Anita non seulement est revenue à la vie, mais son état a commencé à s'améliorer dans les jours suivants, et elle a fini par guérir intégralement.

Prisonnière du corps, conditionnée depuis tout petit à ne croire qu'en la matière, la conscience humaine peut à tel point oublier ce qu'elle est vraiment que l'individu se retrouve perclus de maux physiques et psychiques, dans l'incapacité d'accéder aux ressources immenses qui sommeillent en lui. À la faveur d'une maladie grave ou d'un accident, parfois même à la suite d'une tentative de suicide ratée, ou par la mise en œuvre d'un processus qui provoque artificiellement l'accession à un état de conscience élargi, l'individu retrouve la pleine conscience de sa véritable nature spirituelle, les illusions, les mensonges et les faux-semblants s'effondrent et se dissipent, et une nouvelle conscience va pouvoir renaître. Je précise bien *renaître* : cela veut dire que quelque chose vient au monde, mais d'encore tout petit, qu'il va donc falloir patiemment nourrir et renforcer, avant que cette conscience nouvelle atteigne sa pleine maturité. Après sa NDE, Anita Moorjani a mis des mois avant de retrouver sa santé, et même quelques années avant de pouvoir partager à son tour les fruits de cette expérience. Tout ne s'est pas fait du jour au lendemain. La NDE a été son « solstice », pour revenir à la métaphore du chapitre précédent, le grand tournant dans sa vie, le moment où tout a basculé, mais il a ensuite fallu du temps pour que cette impulsion prenne toute sa dimension et pour que le corps, la matière, parvienne à la concrétiser par un retour complet à la santé.

Expérience de mort... réelle : *deux vies en une*

Je ne peux parler de passage conscient par le *bardo* sans évoquer ici le cas le plus surprenant qu'il m'ait été donné de connaître personnellement. L'une de mes grandes amies, Jeanne-Marie, n'a pas seulement vécu une expérience de mort imminente : elle a conservé la mémoire précise de deux incarnations successives et de l'état intermédiaire. Il semble que dans son cas, fait rarissime, l'ange dont on dit qu'il a la charge de nous faire tout oublier à la naissance ait... oublié de le faire !

Née en 1932 dans le Sud de la France, elle est décédée à l'âge de 12 ans dans le bombardement d'un train pendant la guerre. Elle a alors connu cet état du *bardo*, cet entre-deux vies dont elle se rappelle très précisément les détails. Elle m'a expliqué comment trois êtres de lumière lui ont alors proposé trois choix possibles de réincarnation pour poursuivre l'évolution de son âme. Elle s'est ensuite réincarnée deux ans seulement après sa mort, en 1946, chez la meilleure amie de sa mère précédente. Bébé, elle ressemblait tellement à ce qu'elle était dans sa vie d'avant que sa nouvelle maman a cessé à contrecœur de fréquenter son amie, pour ne pas lui imposer la vue d'une enfant qui était le portrait craché de celle qu'elle avait perdue.

Ayant gardé toute la mémoire de son incarnation précédente, Jeanne-Marie est passée pour une enfant prodige durant toute son enfance, vu la vitesse à laquelle elle (ré)apprenait tout ce qu'elle avait déjà acquis durant les douze années de sa vie trop vite fauchée. À l'âge de 7 ans, elle a d'ailleurs fortuitement croisé sa mère d'avant dans la rue et lui a sauté au cou en l'appelant « maman ! ». Vous imaginez la surprise de la pauvre femme qui, des années plus tard, a fini par se douter que c'était la même âme qui était revenue chez son amie d'autrefois.

De ce passage conscient dans le *bardo*, Jeanne-Marie a bien-sûr gardé le souvenir de ce qu'elle a *choisi* de vivre dans sa vie actuelle. Ainsi, à chacune des épreuves qui ont jalonné sa vie jusqu'ici, aussi douloureuses aient-elles parfois été, elle s'est toujours dit que c'est elle qui l'avait voulu et accepté. Cela dit, elle m'a quand même avoué que, malgré les mises en garde des êtres de lumière qui l'entouraient, elle avait en réalité sous-estimé l'intensité des difficultés et des souffrances qu'elle allait vraiment connaître une fois incarnée. Dans cet état de *bardo*, entre deux vies, en l'absence de corps physique, toutes ces difficultés et souffrances lui avaient à tort semblé faciles à gérer...

Petit somme et grand sommeil

Dans la mythologie grecque, Hypnos (le sommeil) était le frère de Thanatos (la mort). Et dans le langage courant, les analogies et métaphores sont nombreuses qui comparent le sommeil et la mort : on parle de « dernier sommeil », on dit aux enfants de telle personne qui vient de décéder qu'elle « s'est endormie ». Et dans les mots d'Hamlet : « Mourir... dormir, rien de plus... et dire que par ce sommeil nous mettons fin aux maux du cœur et aux mille tortures naturelles qui sont le legs de la chair : c'est là un dénouement qu'on doit souhaiter avec ferveur. » Dormir, c'est mourir un peu. C'est perdre conscience de soi et de son corps. C'est plonger dans un état de conscience modifié, dont d'ailleurs chacun de nous revient le plus souvent en meilleure forme. Un tri s'est opéré dans la nuit dans nos pensées, dans nos sentiments et émotions, dans nos souvenirs. Ce qui hier m'angoissait ou m'énervait, ce matin m'apparaît plus sereinement.

Le sommeil, c'est le *bardo* de chacune de nos nuits, le passage par cet état intermédiaire avant la réincarnation du réveil. En ce sens, la manière dont on se prépare au sommeil – comme on l'a déjà évoqué précédemment – est une préparation à l'ultime endormissement. Nombreuses sont les traditions qui recommandent d'utiliser les derniers instants avant de dormir pour semer des intentions lumineuses, pour prier, pour cultiver en pensée les graines qu'on veut voir pousser plus tard dans sa vie.

Dans de nombreuses religions, on considère que l'âme, durant le sommeil, se détache du corps et qu'elle peut aller s'instruire dans le monde invisible, y préparer ce qu'elle fera à son réveil, comme en témoignent d'ailleurs parfois nos rêves : qui n'a jamais vécu l'un de ces curieux instants, dans la journée, où l'on rencontre quelqu'un et l'on s'écrie subitement : « J'en avais rêvé ! » ? Cette préparation quotidienne au sommeil, effectuée en conscience, imprime une habitude en nous qui peut s'avérer très bénéfique au moment du grand départ. Car avant de mourir comme avant de s'endormir, on peut faire le ménage en soi pour ne pas emporter de l'autre côté des éléments négatifs qui impacteront tout le cycle suivant. C'est le sens, notamment, de l'injonction de Jésus : « Avant que le soleil se couche, va te réconcilier avec ton frère ». Autrement dit, ne meurs pas dans la haine et le ressentiment, fais tout d'abord la paix en toi et autour de toi. La manière de mourir influence la manière dont on renaît, comme la façon de s'endormir détermine celle dont on se réveille : les mêmes pensées, les mêmes sentiments – même amoindris – tendent à revenir aussitôt.

Si vous le souhaitez, si cette analogie vous parle, vous pouvez utiliser ces deux moments cruciaux de la journée – le début et la fin – comme des terrains de jeu où vous entraîner à mourir et à renaître : mourir à la journée qui s'achève, renaître à un nouveau jour. En les vivant en conscience, il vous est possible de choisir quelles graines vous souhaitez semer à ces moments déterminants, en vue de quelle abondante récolte ultérieure.

La droite, le cercle... *et la spirale*

La métaphore de la roue des réincarnations me semble aussi très intéressante parce qu'elle réintroduit la notion essentielle de cercle. En langage symbolique, le masculin est représenté par une droite, et le féminin par un cercle. Or, regardez autour de vous : dans le monde moderne, la droite a supplanté le cercle à peu près partout, comme on le voit notamment dans une grande partie de l'architecture devenue linéaire et anguleuse à l'envi. Dans l'univers de l'informatique, autre exemple, Apple avait bien essayé vers la fin des années quatre-vingt-dix de lancer des ordinateurs aux formes arrondies et colorées (la fameuse huître, due à un designer français). Mais face à tous les commentaires désobligeants dont a fait l'objet ce modèle, ils ont vite fait machine arrière : l'ordinateur se doit d'être rectiligne et de préférence de couleur noir, blanc ou métal...

Considérez maintenant le temps : dans la vision occidentale du monde, c'est une droite infinie qui s'étend du passé à l'avenir, où le présent n'est qu'un point éphémère et passager. Et en économie : qu'évoque la croissance idéale ? Une droite encore, qui s'élève toujours plus haut, à l'infini. Pour équilibrer les choses, on devrait sans doute passer moins de temps en *ligne* et davantage en *cercle*...

La roue des réincarnations nous sort donc de ce monde contemporain trop exclusivement linéaire et nous aide à retrouver les cycles omniprésents de la nature. Toujours en langage symbolique, lorsque la droite féconde le cercle, il en résulte une spirale, alliance vivante des deux : la spirale, c'est le cercle qui se prolonge et s'évase indéfiniment en suivant une ligne. Notre vie n'est ni un cercle qui se répète éternellement à l'identique, comme l'envisageaient les Anciens pour qui le monde était et resterait à jamais le même, ni une droite qui s'élance et se prolonge à l'infini, sans jamais se répéter, comme l'imagine l'homme moderne qui n'a plus de repères fixes. Notre existence unit les deux en une succession de cycles petits et grands – jours, lunaisons, révolutions solaires, saisons, cycles cosmiques – qui à la fois se répètent et innovent, qui nous entraînent sans cesse plus loin tout en repassant régulièrement par les mêmes phases, dans une alternance perpétuelle de *yin* et de *yang*, qui est l'essence même de la vie.

Oui, au fond, cette métaphore qui gravite autour de l'idée de la mort nous réconcilie avec la vie telle qu'elle est vraiment, et non telle qu'il nous arrive trop souvent de la fantasmer : une vie où l'on naît et on meurt, une vie qui comporte des réussites et des échecs, la santé et la maladie, des liens et des séparations (ou des deuils), une vie où tout change tout le temps, mais où également les mêmes phases reviennent et se répètent sans cesse avec des variantes. Constance et changement : en définitive, la vie semble être un éternel *paradoxe*.

Paradoxe ? Et s'il y avait là une dernière métaphore à développer, en guise de conclusion ?

Pour conclure

Adoptez la philosophie du pendule !

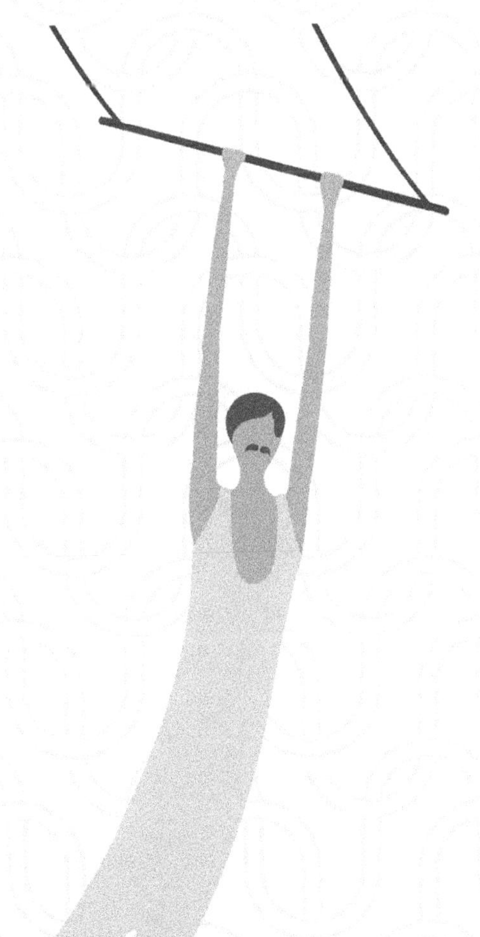

La vie est changements, innovations, mais si elle n'était que cela, elle nous épuiserait, ne nous laissant jamais le temps de nous reposer, d'apprécier la joie des retrouvailles avec le connu et le confort du familier. La vie est aussi constance et répétition, à travers les cycles petits et grands qui l'animent, mais là encore, si elle n'était que cela, elle ne tarderait pas à nous lasser, à nous ennuyer, nous dégoûter. Ensemble, la constance et le changement assurent un juste dosage de même et de différent, ils satisfont et notre besoin de sécurité et notre aspiration à la liberté.

Constance et changement. Sécurité et liberté. Pour être heureux, pour être épanouis, nous avons besoin des deux. Oui, mais dans quel registre respectif ? Où faut-il être stable et constant ? Et où faut-il demeurer plutôt souple, adaptable et changeant ? Voilà sans doute la question essentielle à se poser !

La réponse se trouve peut-être dans une ultime métaphore qui m'est chère[1] : celle du pendule, comme celui célébrissime de Foucault. Il en existe une très belle version au Deutsches Museum de Munich, que j'ai vue à plusieurs reprises, qui possède un fil de près de 20 m de long : les lentes et amples oscillations de son importante masse renversent chaque minute un nouveau bâtonnet au sol, indiquant ainsi précisément l'heure de la journée.

Le pendule est à mes yeux l'image même du paradoxe. En haut, à son point d'attache, il est stable, fixe, immuable. En bas, en revanche, au

1 Déjà brièvement évoquée dans *Même lorsqu'elle recule, la rivière avance*, *op. cit.*, justement dans cette métaphore paradoxale de la rivière qui à la fois ne cesse d'aller tantôt à gauche, tantôt à droite, d'enchaîner grandes courbes contradictoires, et qui pourtant n'arrête jamais de suivre la même pente inexorable jusqu'à la mer.

niveau de la lourde masse par laquelle se termine son long fil, il est d'une mobilité considérable. Il réunit ainsi la droite (le fil) et le cercle (tracé par sa masse en mouvement), le masculin et le féminin, les deux polarités de la vie, en une dynamique vivante. Notez également que le cône que forme son point de fixation relié au cercle de ses oscillations est à l'image de celui que dessine une spirale qui s'évase, ce symbole androgyne et évolutif qui réunit le *yin* et le *yang*.

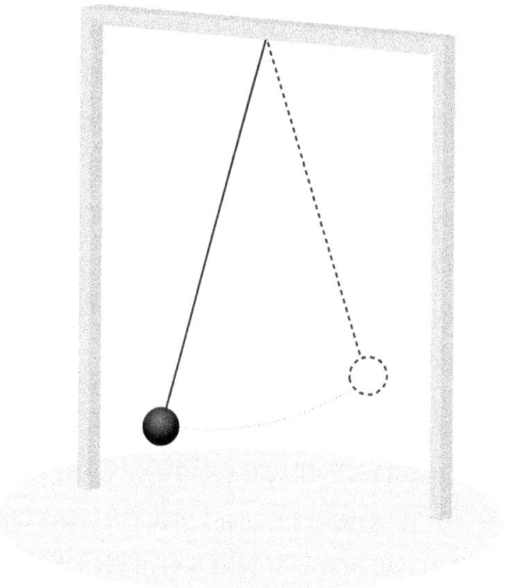

Que nous dit le pendule ?

Quelle est la philosophie qu'il prône ?

« Soyez stable et immuable en haut » : dans le fond, dans les valeurs que vous défendez, dans les idéaux qui vous animent, dans les principes spirituels que vous suivez, dans les lois éternelles sur lesquelles vous fondez votre existence.

« Et soyez souple et mobile en bas » : dans la forme, dans votre vie quotidienne, dans la mise en pratique et le passage à l'acte, dans vos interactions avec les autres et avec le monde, dans votre manière de composer avec les réalités matérielles.

« Plus vous êtes fermement ancré en haut, nous dit encore le pendule, plus vous pouvez vous autoriser de liberté et de souplesse en bas. »

Par contraste, avez-vous imaginé ce que donnerait l'inverse ? Être rigide, dogmatique, attaché à la lettre (et non à l'esprit), camper avec entêtement sur ses positions, dans la forme, dans la matière, et en même temps se montrer versatile, opportuniste et inconstant dans ses valeurs et ses principes ? Qui voudrait se fier à quelqu'un cultivant une telle philosophie ?

Le pendule nous offre donc une dernière métaphore pour aborder les changements qui immanquablement ponctuent notre existence : accrocher son esprit très haut, au-dessus des vicissitudes de ce monde, s'ancrer dans le roc, trouver le centre immobile et inchangeable à partir duquel il nous est possible d'aborder en toute sérénité tous les mouvements, tous les changements, toutes les oscillations et les fluctuations de la vie quotidienne.

Que sont les enseignements spirituels de toutes les traditions, au fond, sinon des méthodes pour remonter le long du fil qui rattache notre petit moi incarné, sujet à tant de tribulations, à notre Soi, à cette part quintessentielle de nous qui reste éternellement au-dessus de cette agitation ? Il ne s'agit pas d'y remonter pour y rester, pour fuir le monde, pour rejeter l'existence incarnée avec tout ce qu'elle comporte de hauts et de bas, de changements permanents : il s'agit seulement d'y ancrer sa *conscience*, afin de pouvoir pleinement s'investir dans la réalité matérielle, de pouvoir oser ou accueillir tout ce que la vie nous propose, sans jamais se sentir perdu, déconnecté de l'essentiel, submergé par les événements.

La spiritualité contemporaine, à mes yeux, est celle qui relie le haut et le bas, qui nous reconnecte à l'esprit pour mieux le manifester ensuite dans la matière : ce n'est pas une fuite hors du monde, comme le prônaient certaines religions dont le message n'est plus adapté à notre époque. Il s'agit de remonter pour redescendre ensuite enrichi, comme notre troisième métaphore sur l'eau. Il s'agit, comme dans le monomythe du héros, non seulement de partir, de remporter les trois épreuves ou de vaincre le dragon pour obtenir le trésor, mais aussi de faire le chemin du retour, de revenir chez soi pour partager ces richesses avec les autres. Ainsi la boucle est bouclée, le cycle est complet, achevé.

Tant que nous sommes en vie, c'est ici-bas que ça se passe. Et si nous montons, si nous élevons notre conscience, si nous allons puiser des richesses très haut, c'est pour pouvoir ensuite mieux vivre en bas... jusqu'à l'ultime départ... qui n'est sans doute lui aussi qu'une étape avant un nouveau cycle.

Quand j'étais enfant, et même adolescent, mon éternelle distraction de l'époque me valait d'être surnommé « Professeur Tournesol » par mon entourage, en référence au savant à petites lunettes et barbichette, adepte bien connu de radiesthésie, qui accompagne Tintin dans plusieurs de ses extraordinaires aventures. Peut-être est-ce en raison de ce surnom et de ce qu'il m'évoquait que j'ai adopté à l'âge adulte la philosophie du pendule esquissée ici ?

Puisse-t-elle vous aider, avec tout l'éventail de métaphores que nous avons glanées ensemble en chemin sur les terres enchanteresses d'Allégorie, à vivre de la meilleure façon possible les transitions et changements qui vous attendent sur votre parcours de vie, et à ancrer votre conscience toujours plus haut, jusqu'à atteindre peut-être un jour ce qu'Aristote nommait le « moteur non mu », ce point immuable autour duquel toute notre existence peut graviter harmonieusement, quoi qu'il arrive !

Bibliographie

- Aïvanhov, O.M., *Dictionnaire du livre de la nature : analogies, images, symboles*, Prosveta, 2012.
- Clerc, Olivier, *Même lorsqu'elle recule, la rivière avance*, JC Lattès, 2010.
- Clerc, Olivier, *La grenouille qui ne savait pas qu'elle était cuite*, JC Lattès, 2005.
- Clerc, Olivier, *Le Don du Pardon*, Trédaniel, 2010.
- Clerc, Olivier, *Mettre de l'ordre en soi, avec le Tamis à 4 étages*, Trédaniel, 2012.
- Covey, Stephen, *Les 7 habitudes de ceux qui réalisent tout ce qu'ils entreprennent*, First, 2005.
- Crèvecoeur, Jean-Jacques, *Le langage de la guérison*, Jouvence, 2000.
- Graciet-Hurtado, Maria-Elisa et Bodin, Luc, *Ho'oponopono*, Jouvence, 2011.
- Katie, Byron, *Aimer ce qui est*, Éditions Ariane, 2003.
- Lefébure, Dr Francis, *Les Homologies*, Le Courrier du Livre, 1978.
- Moorjani, Anita, *Mourir pour vivre*, Le Dauphin Blanc, 2012.
- Rosenberg, Marshall, *Les mots sont des fenêtres (ou des murs)*, Jouvence, 1998.
- Ruiz, Miguel, *Les Quatre Accords toltèques*, Jouvence, 1998.
- Singer, Christiane, *Du bon usage des crises*, Albin Michel, 2001.
- Singer, Christiane, *Derniers fragments d'un long voyage*, Albin Michel, 2007.
- Wall, Kathleen et Ferguson, Gary, *Rites de passage : célébrer les temps forts de la vie*, Jouvence, 2002.

À propos de l'auteur

Suisse d'origine établi en France, Olivier Clerc allie depuis plus de trente ans un cheminement personnel où s'entrelacent spiritualité et développement personnel, et un parcours professionnel en tant qu'auteur, formateur et traducteur, dans les mêmes domaines. Il est l'auteur d'une douzaine de livres, dont deux autres recueils de métaphores *La grenouille qui ne savait pas qu'elle était cuite*, best-seller traduit dans une dizaine de langues, et *Même lorsqu'elle recule, la rivière avance*. Ses nombreuses métaphores ont été reprises dans divers pays, aussi bien par des entreprises, des associations que des écoles.

Olivier Clerc a également publié *Le Don du Pardon* ou encore le récent *J'arrête de (me) juger*, deux ouvrages étroitement liés à la création des Journées du Pardon, un événement qui se tient tous les deux ans au Val de Consolation (25), ainsi qu'au développement des Cercles de Pardon qui se multiplient aujourd'hui en France, Suisse et Belgique, y compris aux Antilles et en Polynésie.

Pour en savoir plus : www.olivierclerc.com, www.journeesdupardon.fr, www.cerclesdepardon.fr

Dépôt légal : septembre 2014
N° d'éditeur : 4968

www.ingramcontent.com/pod-product-compliance
Ingram Content Group UK Ltd.
Pitfield, Milton Keynes, MK11 3LW, UK
UKHW051116220726
13924UKWH00007B/2260